Zu diesem Buch

Kaufrausch und Shoppingexzesse sind out. Klimawandel und Weltwirtschaftskrisen verlagern das Bewusstsein auf die wirklich wichtigen Dinge im Leben, und das sind andere, als uns die Werbung mit ihren geschickten Manipulationen einzureden versucht. Befreien Sie sich aus den Klauen des Konsumdrucks und finden Sie heraus, was Sie wirklich brauchen, um glücklich zu sein.

Autorin

Susanne Speer, Jg. 1969, ist Diplom-Sozialpädagogin und arbeitete in der Altenpflege und in einem Wohnheim für geistig Behinderte, bevor sie ihre Ausbildung als Heilpraktikerin für Psychotherapie beendete. Seit einigen Jahren betreibt sie ihre eigene therapeutische Praxis in Frankfurt am Main. Dabei liegen ihre Schwerpunkte bei Therapeutischer Hypnose, Lösungsorientierter Kurzzeittherapie, Mentaltraining und Systemischer Therapie.

Susanne Speer

Kaufst du noch?
...oder lebst du schon?

Der Weg aus der Konsumsucht

Bibliografische Information der Deutschen Nationalbibliothek
Die Deutsche Nationalbibliothek verzeichnet diese Publikation in der Deutschen Nationalbibliografie; detaillierte bibliografische Daten sind im Internet über http://dnb.d-nb.de abrufbar.

Umschlaggestaltung: Ina Mertens, Wiesbaden

Grafik auf Seite 34: © Ina Mertens, Wiesbaden

Grafik auf Seite 103: © DeVIce - Fotolia.com

Herstellung und Verlag: Books on Demand GmbH, Norderstedt

ISBN: 9783839130285

Als erstes möchte ich mich bei allen Klienten meiner Praxis bedanken.

Jedes Schicksal ist auf seine eigene, unnachahmliche Weise wichtig und berührend. Jede Sitzung bringt auch mich in meinem Verständnis der Zusammenhänge und meiner Lebenserfahrung weiter.

Vielen Dank speziell an die Menschen, deren Geschichte ich hier wiedergeben durfte. Ich habe Namen und andere Details so verfremdet, dass eine Wiedererkennung nicht möglich ist.

Außerdem danke ich meinem Mann Tilo, ohne dessen tatkräftige Unterstützung sowohl bei der Inspiration als auch bei technischen Details dieses Buch nicht hätte geschrieben werden können.

Das Coverdesign ist von Ina Mertens, Wiesbaden, vielen Dank!

Inhalt

Ich kaufe, also bin ich?

„Man will nicht nur glücklich sein, sondern glücklicher als die anderen. Und das ist deshalb so schwer, weil wir die anderen für glücklicher halten, als sie sind.“

Charles-Louis de Montesquieu

Sie haben Mut bewiesen, dieses Buch aufzuschlagen, denn das zeugt von einer gewissen Ahnung, es könnte sich in Ihrem Leben etwas verbessern, wenn Sie weniger kaufen und dafür mehr leben würden.

Wir alle befinden uns in einer Gesellschaft, in der sich Ansehen durch Leistung und Geld definiert. Nach außen gezeigt wird dieses Ansehen durch Dinge. Das schicke Auto, die Designerkleidung, die Villa, …

Doch diese Gesellschaft ist im Wandel. Ressourcen- und Wasserknappheit, Wirtschaftskrisen und Umweltverschmutzung zwingen uns, unseren Lebensstil zu überdenken und zu verändern. Bald wird zwangsläufig ein anderes Wertemodell entstehen, Dinge werden ihren Wert verändern oder verlieren, Dekadenz wird mehr und mehr ein Auslaufmodell.

Noch leiden viele Menschen unter Konsumzwang, weil es Anerkennung bringt und weil es auch Spaß machen kann, bis dann die Kreditkarte qualmt und der Kontostand tiefrot ist.

Jetzt haben Sie die Chance, aus dem Kaufrausch-Karussell auszusteigen und mit dem wahren Leben anzufangen. Veränderung erfordert Mut. Hier erhalten Sie die Anleitung dafür, Ihr Leben freier, selbstbestimmter und kostengünstiger zu gestalten und zu genießen.

Am jeweiligen Außenrand der Seiten finden Sie typische Werbeslogans. Bei allen Reklamebotschaften habe ich den Produktnamen entfernt oder durch Pünktchen ersetzt, Sie können also nicht erkennen, was beworben werden soll (es sei denn, Sie kennen den Spot auswendig).

Die Werbesprüche bekommen ohne den Produktnamen eine ganz neue Dynamik, denn wir wissen gar nicht, welches Ding uns denn so beglücken soll. Um so mehr wird dadurch deutlich, was wir uns alles im Namen der Industrie einreden lassen und welchen hanebüchenen Lügen wir Glauben schenken.

Test: Konsumsucht – für Sie ein Thema?

Die erste Voraussetzung zum Gelingen dieses Tests ist: Seien Sie ehrlich zu sich selbst! Sie brauchen niemandem von dem Ergebnis zu erzählen.

Kreuzen Sie bitte alle Aussagen an, denen Sie zustimmen oder eher zustimmen:

- Ich kaufe öfters etwas, weil ich durch Werbung davon gehört habe.
- Wenn ich Geld habe, gebe ich es auch aus.
- Ich ärgere mich oft schon an der Kasse, dass ich etwas gekauft habe.
- Zur Schau gestellter Reichtum bei anderen macht mich neidisch.
- Es ist mir peinlich, altmodische Sachen zu haben oder etwas Bestimmtes nicht zu besitzen.
- Wer schön ist, wird geliebt.
- Wenn ich in Geschäften oder im Internet Dinge sehe, die zu verkaufen sind, bekomme ich Verlangen danach.
- Für mich ist Kaufen Trost, Belohnung, Entspannung, Beruhigung oder Ablenkung.
- Manchmal habe ich einfach Lust, etwas zu kaufen, und das tue ich dann auch.
- Immer modisch gekleidet zu sein, ist mir sehr wichtig.
- Wer tolle Sachen hat, ist anerkannt.

- Wenn ich länger nicht Einkaufen war, bekomme ich Entzugserscheinungen (Nervosität, Gereiztheit, Kopfschmerzen oder Angstzustände)
- Wenn ich im Internet oder in manchen Geschäften shoppe, verliere ich oft jedes Maß.
- Was meine Interessen angeht, ist es mir wichtig, immer auf dem neuesten Stand zu sein.
- Wenn alle anderen etwas Bestimmtes besitzen, möchte ich nicht als Einzige/r darauf verzichten.
- Einkaufen ist ein Höhepunkt des Tages.
- Einige Sachen, die ich gekauft habe, interessieren mich zu Hause schon gar nicht mehr.
- Etwas umzutauschen oder zurückzugeben ist mir peinlich.
- Als Kunde bin ich König.
- Mein Konto ist chronisch überzogen.
- Nach einem Einkaufsbummel mit leeren Händen heimzukommen, fühlt sich schlecht an.
- Meinen Lebensstil kann ich mir eigentlich gar nicht leisten.
- Wenn ich das Sonderangebot oder den Aktionsartikel jetzt nicht kaufe, ist er bestimmt weg.
- Über meine monatlichen Ausgaben fehlt mir der Überblick.
- Wenn ich etwas unbedingt haben will, kann ich nicht warten.

Auswertung

0 bis 4 Ja-Antworten:

Verschenken Sie dieses Buch! Sie kennen bestimmt jemanden, der es nötiger hat als Sie.

5 bis 9 Ja-Antworten:

So wie Ihnen geht es Millionen Menschen auf der Welt. Wir alle werden täglich durch Medien, Werbung und die Meinungen der Personen in unserer Umgebung beeinflusst. Da ist es oft schwierig, den Durchblick zu behalten und Versuchungen zu widerstehen. Hier erfahren Sie anhand von vielen praktischen Beispielen, wie Sie Werbebotschaften durchschauen und nur noch das kaufen, was Sie wirklich brauchen.

10 oder mehr Ja-Antworten:

Sie haben eine Menge unerfüllter Bedürfnisse und sind damit der ideale Fisch für den Angelhaken der Werbeindustrie und die Versuchung, durch Dinge andere Defizite auszugleichen. Wahrscheinlich macht Ihnen Ihr Kaufverhalten schon länger Schwierigkeiten, sei es durch schlechtes Gewissen oder zu wenig Geld auf dem Konto (oder beides). Für Sie hält dieses Buch eine Fülle von Erkenntnissen und Möglichkeiten bereit, um sich wirkungsvoll und nachhaltig aus den Klauen des Konsumdrucks zu befreien, indem Sie Ihre wirklichen Bedürfnisse erkennen und lernen, diese auf eigenständige Weise zu befriedigen.

Worin besteht der eigentliche Kick?
Fragen und Antworten

„Jede Sucht hat einmal als Suche begonnen."
Andreas Tenzer

Sichern Sie sich jetzt den Comfort Welcome Preis!

Was macht den Kick aus?

Die Formel heißt: „Ich kaufe, also bin ich." Kaufen vermittelt das Gefühl, sich etwas Gutes zu tun. Beim Kaufen erlebt der Konsument, beachtet und umworben zu werden. Er fühlt sich vorübergehend aufgewertet, sein Selbstwertgefühl steigt. Die Stimmung hellt sich kurzfristig auf wie bei einer Droge, oder das Kaufen wirkt auch als Beruhigung. Das Selbstwertgefühl wird gestärkt. Im Moment des Kaufens entsteht der Eindruck, Kontrolle über das Leben zu haben.

Versuche mit Affen[1] haben gezeigt, dass die Vorfreude den Lust-Botenstoff Dopamin ausschüttet. Wenn die Belohnung dann endlich kommt, bleibt der Dopaminspiegel erstaunlicherweise aber unverändert.

In diesem … hat man alles sofort im Griff.

Wie viele Kaufsüchtige gibt es?

Kaufsucht ist sehr weit verbreitet und trotzdem immer noch ein Tabuthema. In den letzten Jahren haben mehr und mehr Forscher angefangen, sich dafür zu interessieren, und es gibt inzwischen einige Studien mit zum Teil unterschiedlichen Ergebnissen.

Nach Schätzungen der Techniker Krankenkasse[2] zum Beispiel sind rund 800.000 Menschen in Deutschland kaufsüchtig. 60% davon sind Frauen, vor allem jüngere Frauen zwischen 20 und 30 Jahren. Die Sucht geht durch alle gesellschaftlichen Schichten.

Was trägt eine Frau, wenn sie Neues entdecken will?

Nach einer Untersuchung der Universität Hohenheim[3] allerdings sind sogar 5% aller Bundesbürger, also rund 4 Millionen Menschen, kaufsüchtig und weitere 20% stark kaufsuchtgefährdet. Das wären insgesamt allein in Deutschland 20 Millionen Betroffene.

Woran liegt es, dass jemand kaufsüchtig wird?

Stark vereinfacht ausgedrückt ist Kaufsucht ein Mangel an Selbstwertgefühl. Die Wurzeln dafür liegen meist schon in der Kindheit, zum Beispiel in einem Mangel an Zuwendung und Anerkennung, Liebe und Geborgenheit. Betroffene mussten sich oft die Aufmerksamkeit der Eltern verdienen, sie haben erlebt, dass sie als Person nicht wichtig sind. Als Erwachsene haben sie nicht gelernt, sich ein gesundes Selbstwertgefühl aufzubauen.

Innovativ oder praktisch? … ist beides.

Sich leicht fühlen – mehrere Lagen … bringen Volumen, aber kein Gewicht

Wie begründen oder verschleiern Kaufsüchtige ihre Sucht?

Vor sich und anderen sagen sie:

- Es sind nur Sonderangebote.
- Ich habe viel Geld gespart.
- Das Geld ist schließlich selbst verdient.
- Niemand braucht mir Vorschriften zu machen.
- Ich habe Kontrolle darüber.
- Ich wollte nur mal bummeln und schauen gehen.
- Dafür spare ich dann in nächster Zeit.
- Das brauche ich für die Arbeit / den Urlaub / die Party…

Neigen Kaufsüchtige auch zu anderen Süchten?

Ja, oft ist das der Fall. Wenn man Kaufsüchtigen die Möglichkeit nimmt, einkaufen zu gehen und die Ursachen, die hinter der Kaufsucht liegen, nicht beseitigt, werden sie sich meist ein anderes Suchtverhalten zulegen.

Jetzt im Trend: … und …

Viele Patienten leiden auch unter anderen psychischen Problemen wie etwa Depressionen und nutzen das Einkaufen als Selbstheilungsversuch, weil sie denken, dass es ihnen danach besser geht.

Bei einigen kommen noch Angst- oder Zwangsstörungen, Alkoholmissbrauch oder Essstörungen hinzu.

Was ist Kaufsucht für eine Störung?

Kaufsucht ist eine psychische Störung, die sich als zwanghaftes, episodisches Kaufen von Waren und Dienstleistungen äußert. Die Fachleute sind sich nicht einig, ob sie eher zu den Zwangsstörungen, wie zum Beispiel Waschzwang oder Kontrollzwang, zu rechnen ist, oder ob sie zu den Impulskontrollstörungen zählt, zu denen etwa auch das pathologische Spielen, die Pyromanie und die Kleptomanie gehören. Kaufsucht ist eine meist langjährige, heimliche Krankheit, die bei den Betroffenen und ihren Angehörigen zu einem enormen Leidensdruck führt.

Die Ausprägungen der Kaufsucht sind sehr unterschiedlich: Manche Teilnehmer einer Kaufsuchtstudie, die von der Klinik Erlangen[4] durchgeführt wurde, berichteten von täglichen Kaufattacken, andere vom mehrfachen Erwerb gleicher Artikel oder sonstiger nutzloser, unsinniger Dinge.

… eine Perle der Natur.

Kaufsucht ist doch nichts wirklich Schlimmes, oder?

Auch wenn eine Kaufsucht am Anfang noch als harmlose Marotte oder durch zur Schau gestellte Dinge sogar als beneidenswert erscheinen mag, ist langfristig eine besorgniserregende Entwicklung zu beobachten. Werner Gross vom Psychologischen Forum in Offenbach[5] hat sich damit beschäftigt, wie die verschiedenen Stadien der Kaufsucht aussehen:

10 Dinge, die Ihr Leben jetzt schöner machen!

1. Kontrollverlust
2. Entzugserscheinungen
3. Abstinenzunfähigkeit
4. Wiederholungszwang
5. Dosissteigerung
6. Interessenabsorption und Zentrierung
7. Gesellschaftlicher Abstieg
8. Psychischer, u.U. auch körperlicher Zerfall

Der … zieht garantiert alle Blicke auf sich.

Was ist der Unterschied zwischen Kaufsucht und Konsumismus?

Kaufsüchtigen ist meistens klar, dass sie sinnlose Dinge kaufen. Es geht ihnen nicht in erster Linie um den Besitz der Gegenstände, sondern es werden durch den Akt des Kaufens Spannungen abgebaut. Ob die Betroffenen zugeben, dass es ihnen nicht um die Dinge selbst geht, steht auf einem anderen Blatt, denn zuzugeben, süchtig zu sein, ist unangenehm und stellt uns vor die Frage: wie soll das weitergehen?

Der Übergang zu Konsumismus ist fließend, obwohl beim Konsumismus das Besitzen des Objektes im Vordergrund steht. Als „alltäglicher Konsumismus“ wird die in den deutschen Kaufsuchtstudien belegte Tendenz vieler Menschen in den Konsumgesellschaften beschrieben, sich mit Produkten oder Dienstleistungen zu identifizieren und ihr Selbstwertgefühl davon abhängig zu machen. Dabei werden oft Produkte mit kommerziellem Markennamen und statushebenden Versprechungen vorgezogen.

Grün vor Neid.

Menschen, die dem Konsumismus an sich zustimmen, bewerten die gekauften oder konsumierten Produkte nicht als in sich wertvoll, sondern benutzen sie gezielt als gesellschaftliche Statussymbole und Signale, um sich mit gleichgesinnten Menschen zu umgeben. In anderen Worten: Mit den Dingen, die ich mir kaufe, zeige ich nach außen, zu welcher gesellschaftlichen Gruppe ich gehöre bzw. gehören möchte.

Was unterscheidet Männer und Frauen?

Frauen kaufen eher Kleidung, Schuhe, Kosmetik, Lebensmittel und Haushaltsgeräte, Männer eher Technikartikel, Sportgeräte, Autozubehör und Antiquitäten. Dabei fällt der Zusammenhang mit „sozial erwünschten Merkmalen" auf: In unserer Gesellschaft sollen Frauen nach wie vor schön sein und gut kochen können, Männer sollen stark, technisch versiert und sportlich sein.

Manche Dinge sind einfach schön. Was hat das denn mit Kaufsucht zu tun?

Sich an Schönem zu erfreuen, gehört zum Menschsein dazu. Die Schönheit eines Sonnenuntergangs kann überwältigend sein. Auch schöne Dinge ziehen uns an, nicht umsonst haben unsere Vorfahren schon vor vielen tausend Jahren Kunsthandwerk hergestellt. Wie so oft im Leben zählt das Maß. Es gibt inzwischen so viele schöne Dinge zu kaufen, dass man Menschen darunter lebendig begraben könnte.

Flatterhaft zu sein ist ab sofort nichts mehr, wofür man sich schämen muss. Dank zauberhaften … wie diesem hier, liegt es sogar voll im Trend.

Wenn ich fünf wirklich schöne Gegenstände habe, werde ich mich häufig daran erfreuen und sie wertschätzen. Wenn ich 500 schöne Dinge habe, weiß ich meist gar nicht mehr genau, was ich alles besitze. Vielleicht haben Sie selbst auch schon einmal festgestellt, dass merkwürdigerweise mit der Menge der Dinge die Freude daran nicht zunimmt.

Es steht jedem frei, sich an den Wundern dieser Welt zu erfreuen, dazu muss man die Wunder aber nicht alle mit nach Hause nehmen.

Brauchen wir den Konsum nicht für die Wirtschaft?

Es gibt Orte, die so schön sind, dass man die Zeit anhalten möchte: …

Sogar von höchster Stelle werden wir zum Konsum aufgefordert, um die Wirtschaft zu stärken und Arbeitsplätze zu schaffen oder wenigstens zu erhalten. Es ist somit fast unsere Bürgerpflicht, zu konsumieren.

Wer nicht konsumiert, ist ein Feind der Gesellschaft, denn er vernichtet Arbeitsplätze.

Shoppen gehen gilt ja auch als ein Vergnügen der Schönen und Reichen, wer will da nicht dazugehören? Shoppen ist cool, Sparen ist altbacken.

Dieses weltweite Phänomen erinnert an einen Tanz auf dem Vulkan, bei dem jeder, der nicht mitmachen will, zum Spielverderber erklärt wird.

Ja, wir brauchen den Konsum für die Arbeitsplätze. Wir brauchen den Konsum, damit unser, in westlichen Industrieländern geradezu absurd hoher Lebensstandard auf Kosten der nächsten Generationen und der armen Weltbevölkerung gehalten oder sogar noch vergrößert werden kann.

Ist Kaufen nicht auch ein gesellschaftliches Muss?

Statista.com[6] hat 10167 Personen zur Kaufsucht interviewt:

„Glauben Sie, dass unsere Konsum- und Spaßgesellschaft immer mehr Menschen in Kaufsucht und Überschuldung treibt?"

Höchste Zeit für ein Früh-lings-Tuning!

Dazu äußerten die Befragten folgende Meinungen:

Trifft überhaupt nicht zu: 4%

Trifft eher nicht zu: 13 %

Trifft eher zu: 39 %

Trifft ganz genau zu: 44 %

Fazit:

Insgesamt 83 % der Befragten glauben, dass wir von gesellschaftlichen Zwängen in die Kaufsucht getrieben werden.

Feel magnetic. …

Da stellt sich die Frage: Lassen wir uns das gefallen?

Was sich die Steinzeitmenschen schon wünschten und wir uns heute kaufen

„Unser Leben ist viel schwerer als das unserer Vorfahren, weil wir uns so viele Dinge anschaffen müssen, die uns das Leben erleichtern.“

Gabriel Laub

Auf dem Weg zum Pool oder zum Wellness-Bereich macht sich der … unentbehrlich.

Obwohl die Steinzeitmenschen uns so weit entfernt erscheinen, hatten sie die gleichen Bedürfnisse wie wir heute. Manche davon sind uralt und gehören zu unserer menschlichen Natur. Das mag sich unglaublich anhören, denn schließlich wünschte sich ein Steinzeitmensch kein neues Notebook oder ein neues Auto, aber im Grunde ging und geht es um das Gleiche.

So waren zum Beispiel die alten Kulturen der Jäger und Sammler davon abhängig, dass die einzelnen Mitglieder des Clans etwas Gutes zum Essen entdeckten, man könnte heute sagen, sie waren darauf angewiesen, dass alle immer wieder ein „Schnäppchen“ machten.

Dabei waren die Männer eher in der Pflicht, in gemeinsamem Schweigen und kurzer, prägnanter Verständigung Wild zu belauern, zu erbeuten und nach Hause zu transportieren. Intelligenz, Durchsetzungsvermögen und körperliche Kraft waren wichtig, um Beute zu machen und ein guter Ernährer zu sein. Die männliche Stärke war auch nötig, um bei anderen schweren Arbeiten wie zum Beispiel beim Hausbau oder bei der Verteidigung zu helfen.

Bei Frauen waren andere Qualitäten gefragt, zum Beispiel die besten Plätze zu kennen, an denen schmackhafte Früchte und Wurzeln wuchsen und vieles Leckeres zu finden und heimzubringen. Sammeln von Pilzen, Beeren und anderen Köstlichkeiten war gefragt, genauso wie die nötige Weitsicht und soziale Kompetenz im Organisieren und Ausführen wechselseitiger Kinderbetreuung. Frauen waren weniger gezwungen, stark zu sein, dafür waren andere Attraktivitäten bedeutungsvoller. Das konnten Aussehen oder Charme sein, aber auch Fertigkeiten wie Kochen oder Handarbeiten.

Auch heute noch wirken starke Männer auf Frauen erotisch, genauso wie schöne Frauen auf Männer anziehend wirken. Das ist entwicklungspsychologisch auch sinnvoll, denn sowohl Stärke als auch Schönheit sind ein Ausdruck von Gesundheit, und die ist wichtig, um Nachwuchs aufzuziehen.

Der … ist der Shooting-Star und ein echter Verwandlungskünstler. Wir zeigen ihn von seinen schönsten Seiten.

Alle Menschen haben Wünsche. Wir wünschen uns einen geschützten, warmen Platz zum Wohnen, genug zu essen und zu trinken und Kleidung. Das ist klar und das nennt man deshalb auch die elementaren Grundbedürfnisse.

Grundbedürfnisse sind sinnvoll und wichtig, denn sie sichern als erstes unser Überleben. Der Steinzeitmensch, der die Kälte nicht bemerkt, erfriert im Winter. Wer keinen Trieb zur Vorratshaltung verspürt und daher keine Nahrung heranschafft, verhungert. Diese und viele andere Bedürfnisse haben unserer Spezies seit vielen tausend Jahren dazu verholfen, nicht auszusterben, sondern sich über den ganzen Planeten auszubreiten.

Allerdings waren diese Anlagen und Triebe dafür gedacht, in einer Welt zu überleben, in der von allem im besten Fall genug da war. In den westlichen Industrieländern dagegen ist von allem viel mehr als genug da.

My world. My style. My …

Wir haben also alle Anlagen in uns, die begünstigen, dass wir unserem heutigen Überfluss zum Opfer fallen.

Diese Anlagen sind zum Beispiel Gier, Sicherheitsbedürfnisse und Statusdenken.

Abgesehen von unseren archaischen Wurzeln gibt es auch noch andere Gründe, die in unserer heutigen Überflussgesellschaft begünstigen können, dass aus dem normalen Erwerb von nötigen Dingen eine Kaufsucht wird. Dazu gehören Langeweile, ein instabiles Selbstwertgefühl, Depressionen und Gefühle von innerer Leere.

Bestens versorgt mit …

Besonders problematisch wird es, wenn wir glauben, ein Bedürfnis durch eine Handlung zu befriedigen, die mit dem Bedürfnis gar nichts zu tun hat.

„Wer würde denn so etwas Verrücktes tun?“, fragen Sie vielleicht.

Wir alle tun es, zumindest versuchen wir es, manche von uns sogar täglich. (Näheres dazu erfahren Sie auch auf Seite 30.)

Langeweile ist ihr schlimmster Feind

Simone Kaufmann ist 35 und Mutter dreier Kinder. Ihr Sohn ist noch im Kindergarten, die beiden Töchter gehen in die Grundschule. Ihr Mann Thorsten, der Vater ihrer Kinder, ist in gehobener Position in einer Bank beschäftigt und arbeitet jeden Tag mindestens 10 Stunden.

Sowohl Frau Kaufmann als auch ihr Mann kommen aus wohlhabenden Familien und haben vor einem Jahr von geerbtem und geschenktem Geld eine schicke Villa in einer ruhigen Straße einer mittelgroßen Stadt gekauft. Die eine Hälfte konnten sie gleich bezahlen, der Rest lässt sich mit Herrn Kaufmanns Einkommen gut finanzieren. Das Haus ist großzügig bemessen, der Garten mit altem Baumbestand. So ein schönes und repräsentatives Haus hatten sich beide immer gewünscht.

Simone Kaufmann hat nach dem Abitur Germanistik und Kunstgeschichte studiert, war aber nie berufstätig, weil sie gleich nach Abschluss des Studiums geheiratet hat. Jetzt ist sie fast 10 Jahre nur für die Familie da gewesen und eigentlich macht ihr das nach wie vor viel Spaß. Sie hatte nie den Ehrgeiz nach Job und Karriere, sondern viel eher wünschte sie sich Familie und Kinder.

Nach dem Umzug in das neue Haus wussten Frau Kaufmann und ihr Mann monatelang nicht, was sie zuerst anpacken sollten, so viel war zu tun. Jetzt sind die Renovierungen abgeschlossen, alles ist eingeräumt, der Garten ist mit einem kleinen Spielplatz ausgestattet und Simone Kaufmann kann durchatmen. Die Beziehung zu Ihrem Mann ist harmonisch und liebevoll; leider ist die gemeinsame Zeit knapp bemes-

Dazu ein absolutes Muss: die XL- … in Naturfarben.

Wiens Wein- und Gastro-Szene schwört zur Zeit auf die aromatischen …

Edel und stark – die noble … mit Innenbeleuchtung bekommt Bestnoten.

… sind ein Muss für jede Outdoor-Party.

sen, weil an Thorsten Kaufmann sowohl die Kinder als auch sein Job hängen und seine Energie beanspruchen. Er ist ein engagierter Vater und versucht, trotz aller Pflichten so viel Zeit wie möglich mit seinen Kindern zu verbringen.

Um die Arbeit mit dem großen Haus in den Griff zu bekommen, beschäftigt Simone Kaufmann eine Haushaltshilfe und einmal im Monat auch einen Gärtner.

Zuerst ist es eine ungewohnte Situation, plötzlich vormittags Zeit zu haben, denn bis vor einem Jahr war ihr Sohn noch nicht im Kindergarten und nach dem Umzug war so viel zu tun. Frau Kaufmann ist glücklich. Sie hat alles, was das Herz begehrt: drei gesunde Kinder, einen liebevollen Ehemann, ein tolles großes Haus, finanzielle Sicherheit. Jetzt kann sie endlich auch mal an sich denken. Nur was tun? Irgendetwas Sinnvolles muss es schon sein, einfach so rumsitzen geht auf keinen Fall. In ihrer Familie war Faulheit schon immer verpönt und auch Frau Kaufmann ist der Ansicht, dass Faulheit und Versagen sich kaum unterscheiden. Sie abonniert einige Zeitschriften über Wohnen, Garten, Ambiente und Gastlichkeit, die studiert sie jetzt an ihren freien Vormittagen. Sie möchte das gemeinsame Haus zu einem richtigen Zuhause machen. Sie und ihr Mann waren letztens bei einem Vorstandsmitglied der Bank zu einem Abendessen eingeladen, das war so erlesen, dass Simone Kaufmann peinlich berührt daran dachte, dass sie eine solche Weltläufigkeit nicht vorweisen kann.

In ihren neuen Zeitschriften sind jede Woche unzählige Anregungen von Gestaltungsmöglichkeiten, Möbeln und Wohnaccessoires. Frau Kaufmann hält sich an den Rat der Zeitschriften und fängt an, das Haus zu schmücken. Für die Wand im Flur kauft sie ein modernes Gemälde, das Wohnzimmer bekommt neue Teppiche, farblich abgestimmt auf das neue Porzellanservice. Nach einigen Wochen und vielen weiteren Einkäufen ähnelt das Haus immer mehr den Beispielen der gehobenen Wohnkultur aus den Zeitschriften. Simone Kaufmann hat das Einrichten viel Spaß gemacht. Zum Glück gibt es in der Nähe ein Geschäft, in dem wunderschönes Inneneinrichtungs-Design zu haben ist. Dort war sie in den letzten Monaten mindestens einmal in der Woche. Das Kaufen löst in ihr ein unglaubliches Glücksgefühl aus und kommt einem Rauschzustand gleich. Sie bemerkt, dass sie in letzter Zeit besonders große Lust verspürt, dorthin zu fahren. Jeden Montag, und manchmal auch zwischendurch, gibt es da neue Einrichtungs-Highlights aus aller Welt. Vieles sind Einzelstücke und Raritäten, und sie hat schon einige besonders schöne Stücke erstanden.

Mit diesen Accessoires holen sich nicht nur Naturliebhaber geflügelte Leichtigkeit ins Haus.

Eines Tages ist sie wieder einmal in ihrem Lieblingsgeschäft, da wird sie von einer Verkäuferin zur Seite genommen, die ihr zuflüstert: „Sie kaufen zu viel!“

Frau Kaufmann ist empört. Woher will diese Verkäuferin das wissen? Was geht sie das überhaupt an? Die Vase, die Simone Kaufmann schon in der Hand hatte, bezahlt sie noch, dann verlässt sie wütend den Laden.

Je ausgefallener Ihre private Sammlung von …, desto einmaliger das Szenario.

Zu Hause ist sie immer noch sehr verärgert über die Worte der Verkäuferin. Das ist doch geschäftsschädigendes Verhalten! Wie kommt diese Frau bloß dazu, ihr so etwas zu sagen? In diesen Laden wird sie vorerst nicht mehr gehen!

In den darauf folgenden Tagen bemerkt sie zu ihrem Schrecken, dass in ihr zwei verschiedene Emotionen in einen Kampf verwickelt sind: der unbändige Drang, in ihr Lieblingsgeschäft zu fahren, um nachzusehen, ob wieder besondere Einzelstücke angekommen sind, und der Entschluss, wegzubleiben.

Natürlich wollen Ihre Schränke und Schubladen nicht nur von außen, sondern auch von innen strahlen. Mit …

Am Montag ist es besonders schlimm. Sie ist unruhig und wütend; auf sich selbst, auf die Verkäuferin, auf alles! Sie läuft im Haus auf und ab.

Dann steigt sie ins Auto und fährt in ein anderes Einrichtungshaus, am anderen Ende der Stadt. Dort kauft sie einen Entsafter und eine neue Butterdose, aber es macht ihr keinen Spaß mehr. Sie kommt sich vor wie ferngesteuert. Zu Hause surft sie im Internet über Kaufsucht. Was sie dort über sich liest, erschreckt sie. Sie will diesen Drang wieder loswerden, wieder frei sein!

Sie beginnt eine Therapie.

Wir können nicht genug bekommen von den köstlichen …

Frau Kaufmann hat durch exzessives Shoppen wichtige Bedürfnisse befriedigt:

1. Anregung, ein Grundbedürfnis aus der Stufe 1 der Bedürfnispyramide (dazu gleich mehr im nächsten Kapitel und auf Seite 30)
2. Selbstwert. „Ich kann das gut!“ (Stufe2)
3. Gruppenzugehörigkeit zu den Kollegen ihres Mannes (Stufe 3)
4. Anerkennung „Bei Ihnen ist es aber exquisit eingerichtet!“ (Stufe 4)
5. Individualität „Da habe ich wieder etwas ganz Besonderes für uns entdeckt“ (Stufe 5)

Eine Lösung für Frau Kaufmann wäre, eine angemessene berufliche Tätigkeit auszuüben. Die würde ihr genug Anregung bieten, um sich nicht zu langweilen, gleichzeitig ihr Selbstwertgefühl kräftigen und im besten Fall auch ihr Gefühl für Individualität befriedigen. Mit starkem Selbstvertrauen könnte Frau Kaufmann über die tatsächliche oder scheinbare Weltläufigkeit der Geschäftspartner ihres Mannes lächeln.

Außerdem könnte sie ihre Ansicht überdenken, dass Freizeit zu haben mit Faulheit gleichzusetzen ist und sich gegebenenfalls hier etwas mehr Freiraum gönnen.

Tatsächlich nutzt Frau Kaufmann gleichzeitig das in der Therapie erworbene Wissen über ihre wahren Bedürfnisse, die Kontakte zu Geschäftsleuten und die Fähigkeiten, die sie sich während ihres Studiums der Kunstgeschichte angeeignet hat: sie gründet eine kleine Firma für Mietkunst. Jetzt kann sie ihre Kenntnisse über Kunstgegenstände und Einrichtungsstile verwenden, um Privat- und Geschäftskunden Gemälde, Skulpturen und andere wertvolle Deko-Accessoires für besondere Anlässe zu vermieten. Dabei kann sie gleich einige ihrer überflüssigen Einkäufe loswerden. Weil sie nicht auf einen sofortigen Verdienst angewiesen ist, kann sie in Ruhe Kontakte aufbauen und hat auch noch genug Zeit für ihre Kinder.

… gibt´s jetzt immer und überall.

Nach einiger Zeit gehören die suchtartigen Einkäufe der Vergangenheit an.

Ursache und Wirkung – nur umgekehrt!

„Der Konsument ist der ewige Säugling, der nach der Flasche schreit."

Erich Fromm

Wer effizient arbeiten will, nimmt …

Es geht doch nichts über den eigenen …

Wer würde, wenn er Hunger hat, ein Auto kaufen?

Wahrscheinlich niemand, das Eine hat mit dem Anderen auch absolut nichts zu tun. Trotzdem versuchen die meisten von uns ständig, ein Bedürfnis mit einem anderen zu erfüllen.

So fangen zum Beispiel viele Jugendliche mit dem Rauchen an, weil ihre Freunde es auch tun.

Jeder Mensch hat ein natürliches Bedürfnis nach sozialen Kontakten, nach einer Gemeinschaft. Wenn diese erstrebte Gemeinschaft ein bestimmtes Ritual zelebriert (in diesem Fall das Rauchen), ist es für den Einzelnen sinnvoll, dieses Ritual auch zu praktizieren, um dabei sein zu können. Die Zigarette ist also zuerst Mittel zum Zweck, um in eine Gemeinschaft hineinzukommen. Nach einiger Zeit bildet sich durch die Gewohnheit des Qualmens mit anderen Menschen ein Zusammenhang im Denken und Empfinden des Rauchers, der bisher nicht da war, nämlich: Gemeinschaftsgefühl = Zigarette. Dem Raucher erscheint es nach einiger Zeit so, als seien Gemeinschaftsgefühl und Zigarette so eng verbunden, dass sie zusammengehören. Es wird eine neue gedankliche Verbindung geschaffen, bei der Dinge, die eigentlich überhaupt nichts miteinander zu tun haben, mit der

Zeit verschmelzen: Das wohlige Gefühl des Aufgehobenseins in der Gemeinschaft wird eins mit einem zusammengerollten Blatt Tabak.

Ab diesem Moment ist es völlig verständlich, dass auf die Zigarette nicht mehr verzichtet werden kann, denn das hieße ja, zumindest vom Gefühl her, auf Gemeinschaft zu verzichten. Gemeinschaft ist aber ein wichtiges Bedürfnis. So beginnen viele Raucherlebensläufe.

... hilft schnell – immer, wenn es darauf ankommt.

Am deutlichsten werden die Unstimmigkeiten zwischen dem realen Wunsch und seiner scheinbaren Befriedigung in der Werbung. Es gibt auf der Welt jede Menge komplett nutzlose Dinge, die trotzdem gekauft werden. Auch Sie wundern sich vielleicht manchmal über Sachen, die bestimmt keiner braucht, die aber dennoch ihre Abnehmer finden (und haben vielleicht auch schon selbst etwas total Sinnloses gekauft). Das funktioniert, ähnlich wie bei unserem Raucherbeispiel, dadurch, dass unsere sinnvollen Bedürfnisse mit eben jenen unsinnigen Dingen in einen künstlichen Zusammenhang gebracht werden.

Zum Beispiel wird eine teure Uhr mit den Zusammenhängen Palmenstrand und Segeln beworben. Unser Blick nimmt das Bild auf und verknüpft die gesehenen Eindrücke. In unserem Denken wird also eine künstliche Verbindung zwischen der Uhr und der Segelyacht samt Strand hergestellt. Auf einmal steht diese Uhr für all das, was wir mit einem Segelurlaub auf einer herrlichen, warmen Südseeinsel verbinden. Was das genau ist, kann bei jedem Menschen verschieden sein. Einer denkt sich dabei vielleicht Genugtuung, dass er sich einen so noblen Urlaub leisten kann und die anderen nicht; ein anderer verbindet damit Freiheit, Wärme und Genuss, der nächste wiederum Spaß und Freude in angenehmer

Es geht nicht ohne: ...

Gesellschaft. Damit verknüpfen wir unbewusst unsere eigenen Vorstellungen von diesem Urlaub mit der gezeigten Uhr.

Das … sorgt für Aufsehen.

Wenn wir uns schließlich die Uhr kaufen, tragen wir nicht nur ein Zeitmessgerät am Handgelenk, sondern zusätzlich buchstäblich die Essenz unserer Assoziationen mit dem Segeln am Palmenstrand, in diesem Beispiel also entweder Genugtuung, Freiheit, Wärme und Genuss oder Spaß und Freude an angenehmer Gesellschaft. Vielleicht haben Sie noch eine besonders schöne eigene Assoziation, die Sie mit Segeln und palmenbestandenen Stränden verbinden, dann können Sie die hier eintragen:

____

Leuchtendes … auf strahlendem … verbreitet eine geballte Ladung Energie und eine satte Portion Frische.

Der amerikanische Psychologe Abraham Maslow hat, um die Motivationen von Menschen besser zu verstehen, eine „Bedürfnispyramide“ entwickelt, die sehr anschaulich zeigt, welche Bedürfnisse am wichtigsten und welche weniger wichtig sind. Ich habe sie hier bearbeitet und etwas modifiziert. Für uns zeigt sie, wo die Punkte sind, die die Werbung nutzt, um uns Sachen zu verkaufen, die wir nicht brauchen.

Ganz unten stehen die allerwichtigsten Grundbedürfnisse. Der Mensch versucht immer, zuerst diese Grundvoraussetzungen zu schaffen, bevor die Themen der nächsten Stufe ins Spiel kommen. Sind auch die Bedürfnisse der zweiten Stufe befriedigt, können wir uns leichter der dritten Stufe zuwenden. Je weiter unten ein Bedürfnis steht, desto wichtiger und drängender ist die Motivation, es zu befriedigen.

- Wer durchnässt und frierend im Regen steht, dem ist seine berufliche Erfolgsplanung in diesem Moment wahrscheinlich ziemlich egal. Was zählt ist, möglichst schnell in einen warmen Raum zu kommen und trockene Sachen anzuziehen. Wenn man aufgewärmt und getrocknet ist, kann man sich wieder den Gedanken um den Job zuwenden.
- Wer Hunger hat, kann sich nicht auf die Inhalte einer Unterrichtsstunde konzentrieren.
- Nach einer Nacht ohne Schlaf fällt es schwer, mit anderen anregende Gespräche zu führen.

Vieles verändert sich. Gut, dass manche Dinge so bleiben, wie sie sind. …

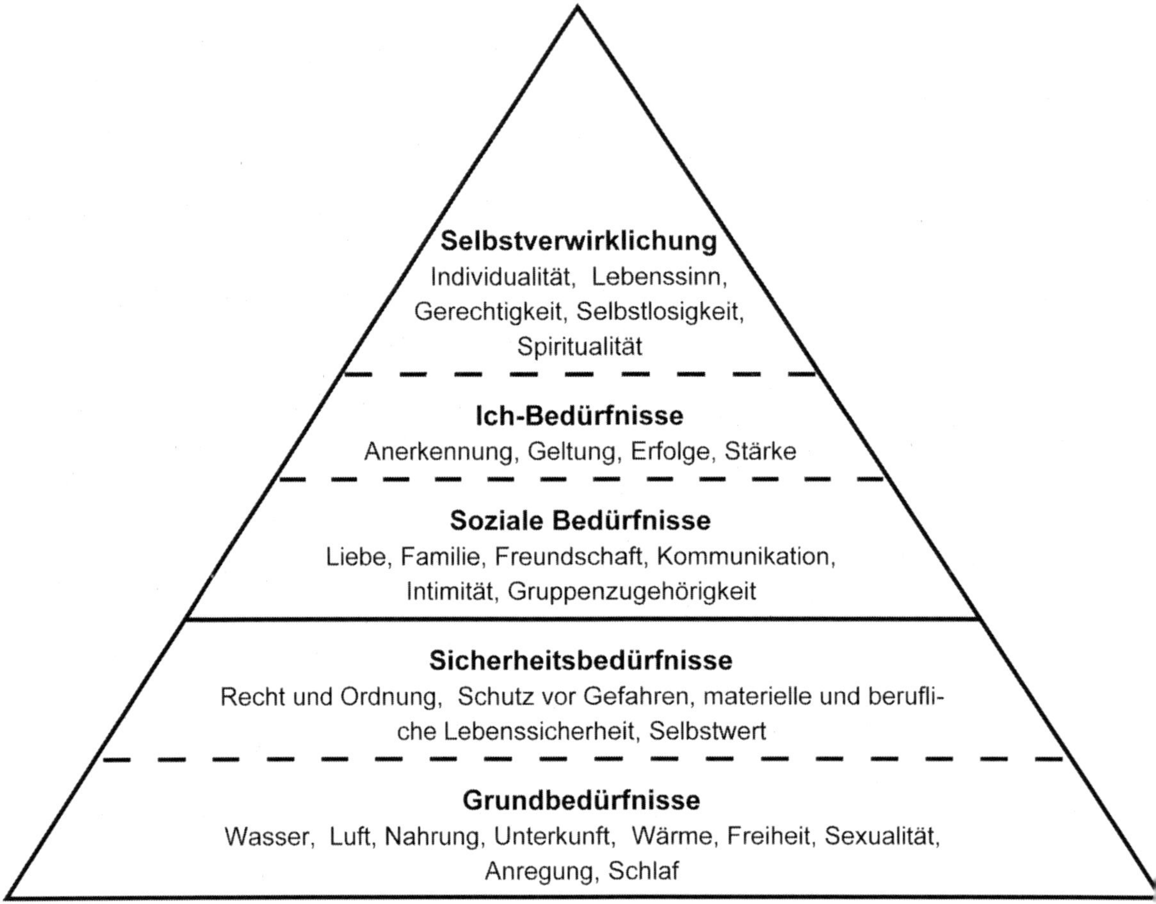

BEDÜRFNISPYRAMIDE NACH MASLOW

Das Beispiel mit der Uhr macht also deutlich, dass hier ein Versprechen lockt, jede Menge unserer Bedürfnisse durch den Kauf einer Uhr zu befriedigen, z.B.:

- Freiheit und Wärme = Stufe 1, körperliche Grundbedürfnisse
- Freude an angenehmer Gesellschaft = Stufe 3, Soziale Bedürfnisse
- Genugtuung = Stufe 4, Ich-Bedürfnisse

100% Liebe. 100% kontrollierte Qualität.

Und hier Ihre eigene Assoziation mit der passenden Bedürfnisstufe:

____

So aufgeschlüsselt wird klar, dass die Uhr an sich rein gar nichts mit diesen Bedürfnissen zu tun hat. Sie wärmt nicht, macht nicht frei, gibt keine angenehme Gesellschaft und auch keine (oder nur sehr bedingte) Genugtuung.

Zukunftssicher: das neue …

Wenn wir die Uhr dennoch kaufen, in der Hoffnung, unsere Bedürfnisse damit zu befriedigen, werden wir schon nach kurzer Zeit ernüchtert feststellen, dass die Uhr einfach nur eine Uhr ist. Die Assoziationen von Palmen und Strand haben sich mehr und mehr verflüchtigt, denn inzwischen hat sich unsere Vorstellung wieder entkoppelt, weil die Uhr im täglichen Gebrauch eben gar nichts mit Segeln und Südsee zu tun hat. Sie ist einfach eine Uhr, nicht mehr und nicht weniger.

Nur im Herbst: das kostenlose …

Trotzdem wollen wir, wie auch die Steinzeitmenschen, unsere in der Pyramide dargestellten Bedürfnisse befriedigen, also gewärmt, frei, in angenehmer Gesellschaft u.s.w. sein und das ist gut, verständlich und legitim. Ob uns das mit Dingen gelingt, ist zumindest zweifelhaft.

In einem Buch von Frederic Beigbeder[7] sagt ein Werbefachmann: „Wenn Sie genug gespart haben, um sich den Traumwagen leisten zu können, den ich in meiner letzten Kampagne lanciert habe, ist der durch die nächste Kampagne längst überholt. Ich bin Ihnen immer drei Wellen voraus und enttäusche Sie zuverlässig. Glamour ist das Land, in dem man nie landet. Ich fixe Sie mit Neuheiten an, die den Vorzug haben, dass sie nicht neu bleiben … Mein Amt ist es, Ihnen den Mund wässerig zu machen. In meinem Metier will keiner Ihr Glück, denn glückliche Menschen konsumieren nicht.“

Akkuschrauber statt Beziehung

Klaus Minners ist 48 Jahre alt und wohnt mit seiner Frau in einem Reihenhäuschen. Ihre zwei gemeinsamen Kinder sind erwachsen und leben in anderen Städten. Sein Beruf als Verkäufer in einem großen Möbelhaus macht ihm schon seit einiger Zeit keine Freude mehr. Das Betriebsklima ist schlechter geworden und die Arbeit mehr; er hat nur selten die Zeit, einen Kunden wirklich umfassend zu beraten. Es sind sogar schon Kollegen gekündigt worden. Da er schon fast 20 Jahre dort arbeitet, muss er dieses Schicksal nicht befürchten, Aufstiegschancen hat er jedoch auch keine.

Stück für Stück wächst Ihr privates …- Paradies

Seine Ehe ist weder gut noch schlecht, im Laufe der Jahre hat die Gewohnheit zugenommen und die Begeisterung füreinander ist abgeflaut.

Die meisten Abende und Wochenenden verbringt Herr Minners inzwischen im Keller. Dort hat er sich sein eigenes Reich geschaffen. Die Werkstatt ist mit allen technischen Raffinessen ausgestattet, die Wände mit Holz verkleidet, der Fußboden sauber gefliest. All das hat Klaus Minners selbst gemacht und darauf ist er stolz. Er hat viele Abende in Baumärkten und am Computer im Internet verbracht, um die hochwertigsten Werkzeuge zu ermitteln und zu erwerben. Er kennt sich inzwischen mit Herstellern, Modelltypen und Qualitäten bestens aus.

… macht Zukunft.

Natürlich braucht er zum Verlegen der Fliesen nur das beste Werkzeug, die Arbeit soll ja lange halten, das versteht auch seine Frau. Für die Holzverkleidung wurden natürlich auch einige Maschinen benötigt: eine Kreissäge, diverse Wasserwaagen - inzwischen gibt es sogar Lasertechnik für das ganz

... überzeugen die härtesten Tester.

genaue Ausmessen! Auch neue Akkuschrauber, Schlagbohrmaschinen und noch einiges mehr wurden gebraucht und deshalb angeschafft. In seinem Werkstattkeller hat er sowohl die Zeit als auch das Material, um endlich mal seine Aufgaben richtig machen zu können. Hier ist er Chef und Experte in einer Person. Er entscheidet, welches Projekt als nächstes angegangen wird, er sucht die Details aus, er bestimmt dem Umfang und was dazu gebraucht wird. Er ist auf dem neuesten Stand der Technik, er hat das nötige Wissen und kann es auch praktisch anwenden.

Im Fachgeschäft für Werkzeuge und Maschinen ist er ein gern gesehener Kunde und tauscht sich oft mit den Verkäufern und dem Chef über sein neuestes Wissen aus.

Er freut sich immer schon auf den nächsten Einkauf, denn dort fühlt er sich klug und wertgeschätzt. Manchmal sucht er inzwischen nach einem Vorwand, um schnell noch mal hinzufahren und meistens kauft er dann mehr ein, als er eigentlich wollte. Wie würde das auch aussehen, wenn er bloß wegen eines popligen Schraubenziehers käme? Das wäre ihm peinlich. So nimmt er hin, mehr Geld auszugeben als nötig, um trotzdem das gute Gefühl im Laden genießen zu können, auch wenn er auf dem Heimweg von schlechtem Gewissen geplagt wird. Einige von seinen Käufen versteckt er inzwischen vor seiner Frau, um unnötigen Ärger zu vermeiden.

Grenzenlose Möglichkeiten mit ...

Nachdem im Haus die meisten Arbeiten erledigt sind, wendet sich Herr Minners dem Garten zu. Der ist zwar recht klein, aber auch hier ist eine Menge zu tun: der Rasen muss gedüngt, belüftet und vertikutiert werden, dazu gibt es zum Glück ganz wunderbare Rollwagen und anderes Zubehör. Der alte Rasenmäher schneidet das Gras nicht exakt genug; auch dafür gibt es Abhilfe. Klaus Minners´ Frau sieht nicht ein, dass schon wieder ein neuer Rasenmäher angeschafft werden muss. Ihr Mann erklärt ihr ausführlich, warum der alte Mäher so unzureichend ist und welche Details des neuen Mähers wichtig sind. Dass sie das nicht verstehen will, ärgert ihn.

Die Stimmung zwischen ihm und seiner Frau wird schlechter, also geht Herr Minners dem Streit aus dem Weg und verbringt noch mehr Zeit im Keller.

Der gemeinsame Kontostand sieht in den letzten Monaten nicht mehr so gut aus, vor allem, seit Herr Minners den Regenwassertank für den Garten gekauft hat. Wieder versteht seine Frau nicht, dass es sowohl ökologisch als auch ökonomisch ist, das Regenwasser zur Gartenbewässerung zu speichern. Sie meint, eine Tonne unter der Dachrinne würde für den kleinen Garten ausreichen, doch Klaus Minners hat einen 5000 Liter-Tank zum Eingraben gekauft. Natürlich braucht man dafür auch eine Pumpe, da hat er sich vorher genau nach dem besten Modell erkundigt. Für das Graben des Lochs hat er eine komplette Urlaubswoche gebraucht. Den Minibagger dafür hat er sogar nur geliehen, um ein Eskalieren des Streits zu vermeiden, obwohl man damit später noch ganz hervorragend die Garagenauffahrt ausbaggern könnte, bevor sie neu gepflastert wird. Herr Minners ist wütend auf seine Frau. Er verbringt seine ganze Freizeit damit, ihr gemeinsames Heim zu perfektionieren und auch noch viel Geld für Handwerker zu sparen und bekommt inzwischen keinerlei Wertschätzung mehr von ihr. Wenigstens die gemeinsamen Bekannten staunen bei jedem Besuch über die Neuerungen und loben ihn dafür.

Klaus Minners ist dennoch völlig überrascht, als seine Frau ihm mitteilt, dass sie sich von ihm trennen will. Für ihn bricht

Zeit für wahre Werte. Dinge, die Bestand haben und uns begleiten. Dinge, die verlässlich sind: Wahre Werte. Exklusiv von …

eine Welt zusammen. Er ist so verzweifelt, dass sie schließlich zustimmt, zusammen eine Paartherapie zu machen, um der Beziehung noch eine Chance zu geben.

…. . Da steckt mehr drin.

Herr Minners hat im Kaufen und Renovieren Bedürfnisse befriedigt, die er im normalen Leben nicht (mehr) hatte, nämlich:

- Wertschätzung erhalten (von Verkäufern und Bekannten)
- Abwechslung (vom langweiligen Alltag)
- Selbstbestimmung (er entscheidet, nicht sein Chef)
- Eine sinnvolle Tätigkeit ausüben (im Gegensatz zu der Arbeit im Möbelhaus)
- Selbstwertgefühl stärken (Experte sein)

Für Sie ist das Beste gerade gut genug! …

Um seine Beziehung zu retten und seinem Leben wieder eine Freude zu geben, die sich nicht in eine „immer-mehr-kaufen-müssen-Spirale" dreht, ist es nötig, seine Bedürfnisse auf andere Art und Weise zu befriedigen.

Das könnte zum Beispiel sein:

- Die Arbeitsstelle kündigen und das erlernte Wissen als Verkäufer im Bau- oder Fachmarkt nutzen (Selbstwertgefühl, Wertschätzung, Abwechslung, sinnvolle Tätigkeit)

- Mit seiner Frau gemeinsame Hobbies beginnen (Abwechslung, Wertschätzung, Selbstbestimmung).

Wir programmieren täglich unser Gehirn – ob wir wollen oder nicht.

„Die eigentlichen Geheimnisse auf dem Weg zum Glück sind Entschlossenheit, Anstrengung und Zeit"

Dalai Lama

Unser Gehirn ist ein fantastisches Werkzeug, denn es passt sich genau unserem individuellen Leben an.

Vereinfacht ausgedrückt, hinterlässt jeder unserer Gedanken buchstäblich eine Spur in unserem Gehirn, weil durch das Denken Nervenzellen dazu gebracht werden, sich zu verknüpfen.

Wie beim mehrmaligen Laufen durch eine Wiese ein Trampelpfad entsteht, entstehen durch mehrmaliges Beschäftigen mit einem bestimmten Thema „Gedankenwege" im Gehirn.

Je öfter man sich mit dem Thema auseinandersetzt, desto ausgeprägter werden die Strukturen, bis sie nach einiger Zeit zu einer richtigen „Datenautobahn" werden. Das ist wunderbar und nützlich, denn genauso, wie die oft gebrauchten Wege ausgebaut werden, werden die unbenutzten nach einer Weile aufgelöst und die Nervenzellen können somit wieder für andere Zusammenschlüsse frei werden.

Leider ist dieser wunderbare Mechanismus manchmal auch lästig, nämlich, wenn wir uns häufig mit unangenehmen Gedanken wie Angst, Wut oder Groll beschäftigen. Denn auch

In den …-Schuhen beweisen Sie Größe und modisches Know-how, denn extravagante … sind gerade mega-in.

Entspannt am Strand mit …

Mit … zur Idealfigur.

dabei entstehen mit der Zeit „Datenautobahnen“, und je gefestigter eine Gedankenstruktur ist, desto schwerer ist sie wieder aufzulösen.

Damit erschafft sich jeder von uns im Laufe der Jahre seine ganz eigene Gehirnstruktur, je nachdem, womit er oder sie sich beschäftigt hat. Wenn ich mit Leidenschaft Briefmarken sammle und mich jahrelang mit der Vervollkommnung meiner Sammlung befasse, ist ein großer Bereich meines Gehirns für „Genuss, Briefmarken“ reserviert. Wenn ich viel Zeit damit zubringe, mir in Gedanken zu rufen, womit mich mein Nachbar wieder geärgert hat und den Prozess gegen ihn plane, sind weite Bereiche meines Gehirns mit „Ärger, Nachbar“ blockiert.

Unsere Gedankenstruktur wird dann besonders nachhaltig beeinflusst, wenn wir die dazugehörigen Gefühle mit allen Sinnen erleben, also z.B. die Papierstruktur der seltenen Briefmarke, das Knistern, die Art der Gummierung, vielleicht sogar den Geruch oder den Geschmack beim Ablecken vor dem Aufkleben, die Freude, wieder eine besonders seltene erwischt zu haben u.s.w.

Im anderen Fall wird die „Ärgerstruktur“ gefestigt, wenn wir z.B. die letzten Flüche des Nachbarn im Ohr haben, den Stein fühlen, den er in unseren Garten geworfen hat, den Müll riechen, den wir in seinen Garten geworfen haben und die Wut spüren, wenn der Nachbar trotzdem noch Spaß am Leben zu haben scheint.

Kino: Gehirnmanipulation in Dolby-Surround

Gestern war ich im Kino. Mein Mann hat den Film ausgesucht. Normalerweise bin ich kein Fan von Actionfilmen, aber diesmal spielt ein Schauspieler mit, den ich gerne mag. Also gut, dann der Actionfilm. Für eine Beziehung sind gemeinsame Unternehmungen ja ganz wichtig.

Lernen Sie die neue … kennen, die mitsieht, mitdenkt und mitfühlt.

Wir sitzen also im Kino, die Werbung ist überstanden, der Film beginnt. Die Sitze sind bequem, für Getränke und Knabberzeug ist auch gesorgt. Dank Dolby-Surround und Breitband-Riesenleinwand sind wir mitten im Geschehen, das merke ich spätestens bei der ersten Explosion, also nach gefühlten 10 Sekunden. Die Explosion ist nicht auf der Leinwand, nicht am Lautsprecher, nein, sie ist mitten in meinem Kopf, und das in einer Lautstärke, die mich zusammenzucken lässt.

Die Bösen haben die Kontrolle übernommen und werden nun von den Guten gejagt. Leider benutzen auch die Guten dazu Waffen, die scheinbar direkt neben mir abgefeuert werden und das Blut spritzt sehr realistisch. Mir wird schlecht.

… . Für die schönsten Momente im Leben.

Während ich die Augen schließe, um besonders blutige Details nicht noch genauer betrachten zu müssen, denke ich an mein Gehirn. Vielleicht kommt mir der Gedanke aufgrund des Innenlebens des anderen Gehirns, das ich eben in schleimigweißer Großaufnahme sehen konnte.

Ich stelle mir vor, was gerade in meinem Kopf passiert. Ich nehme die Panik der Menschen auf der Leinwand vor mir wahr, höre das Knallen direkt neben mir, unerwartet erscheinen erschreckende und schockierende Bilder, ich spüre mein eigenes Zurückzucken und durch die Art der Darstellung rieche ich förmlich den Brandgeruch. Ich bezahle gerade dafür mein Eintrittsgeld, um den Bereich „Angst, Ekel, Erschrecken und Stress“ in meinem Gehirn auszubauen!

… - so sehen glasklare Gewinner aus!

Den Impuls, aufzustehen und zu gehen unterdrücke ich, weil ich meinem Mann nicht den Abend verderben will, und wende mich stattdessen dem technischen Bereich des Films zu. Wie viel Sprengstoff wohl insgesamt verbraucht wurde, was die Schauspieler vielleicht in den Pausen gemacht haben, was alles an Versprechern oder sonstigen vergnüglichen Patzern passiert sein könnte. Mit diesen Gedanken bringe ich die verbleibende Stunde des Films ganz gut hinter mich. Von dem Knabberzeug bringe ich dennoch nichts runter.

Trotzdem habe ich nach der Vorstellung die Illusion, dass auf der Kinotoilette hinter der Trennwand in der nächsten Kabine ein Killer lauert.

Mein Fazit: nächstes Mal gehe ich in eine Komödie!

Sei einzigartig mit …

Womit vergleichen wir uns?

Diese „Datenautobahnen“ und Strukturen im Gehirn lassen sich sogar sichtbar machen. In seinem Buch „Die Glücksformel“ berichtet Stefan Klein[8] von einem Experiment über das Glück: verschiedene Testpersonen wurden in einen Computertomografen geschoben. In dieser Röhre sollten sie dann an eine besonders glückliche Situation in ihrem Leben denken. Die Forscher konnten beobachten, welche Bereiche im Gehirn der Testpersonen daraufhin aktiv wurden und wie groß diese waren.

Die Forscher waren über diese klaren Ergebnisse begeistert und stellten sich die Frage, bei welchen Menschen wohl der „Glücksbereich" im Gehirn am größten wäre.

Bei den Testpersonen hatten sich schon deutliche Unterschiede in Größe und Aktivität der Hirnregionen gezeigt.

Schließlich ließen die Forscher einen tibetischen Mönch einfliegen. Er hatte seit vielen Jahren in einem Kloster gelebt, ohne eigenen Besitz, und insgesamt ca. 10.000 Stunden seines Lebens mit Meditation verbracht.

Das Testergebnis dieses Mönchs war geradezu unglaublich: als er aufgefordert wurde, sich in einen meditativen Zustand des Glücks zu versetzen, konnten die Forscher die stärkste Hirnaktivität ihrer zwei Jahrzehnte währenden Studie messen.

Eine Genussreise für die Sinne: …

In einem tibetischen Kloster ist es sehr wahrscheinlich leichter, sich von den Einflüssen von Trends und Werbung fernzuhalten als in unserem Alltag. Überall begegnen wir auf Plakaten schönen Menschen, die mit technischer Hilfe auch noch von ihren ohnehin geringen letzten „Mängeln" befreit worden sind.

… hellen die Stimmung auf.

Dazu wurde der Leiter des Instituts für Sozialpsychologie an der Universität zu Köln, Professor Dr. Thomas Mussweiler[9], gefragt, wie sich das Selbstbild von Versuchspersonen verändert, je nachdem, ob sie attraktive oder unattraktive Vergleichspersonen gezeigt bekamen:

„Den Versuchspersonen wurde das Bild eines sehr gut aussehenden Models gezeigt. Danach sollten die Probanden ihre eigene Attraktivität bewerten."

Schluss mit fahlem Teint! Für ein Gesicht voller Ausstrahlung. …

Frage: Sie werden sich vermutlich eher hässlich gefühlt haben.

Mussweiler: “Stimmt. Zumindest die meisten. Einige fanden sich aber auch attraktiver, als man hätte vermuten können.“

Frage: Und was hat diesen Effekt ausgelöst?

Mussweiler: „Ein Faktor, der eigentlich völlig irrelevant war: Man hatte den Probanden weisgemacht, das Model habe am selben Tag Geburtstag wie sie. Offenbar genügt also eine beliebige Gemeinsamkeit – und schon gleichen wir unser Selbstbild dem vorgegebenen Standard an.“

Frage: Wie hilft mir dieses Wissen in der Krise? Mit wem soll sich zum Beispiel eine Frau vergleichen, die gerade ihren Job verloren hat?

Reinheit, die von innen kommt. Jeden Tag. …

Mussweiler: “Häufig rät man in einer solchen Situation zu einem Abwärtsvergleich: Such Dir jemanden, dem es noch schlechter geht als dir – das gibt dir das Gefühl, noch ganz gut dran zu sein.“

Frage: Was ist daran auszusetzen?

Mussweiler: „Gar nichts. Dieser Mechanismus funktioniert und kann durchaus sinnvoll sein. Ich würde aufgrund unserer Studien allerdings zusätzlich zu einer zweiten Strategie raten: Such dir jemanden, der eine vergleichbare Situation vorbildlich gemeistert hat. Und mach dir außerdem klar, was du mit dieser Person alles gemeinsam hast. Das ist ein Aufwärtsvergleich, der häufig inspirierend wirkt und helfen kann, eine Krise zu überwinden.“

Hier noch ein persönlicher Tipp von mir zum Thema Aussehen und Selbstwert: Wenn Sie beim Vergleich mit den Plakatmodels schwermütig werden, gehen Sie in eine öffentliche, gut besuchte Sauna – das erleichtert!

In seinem Buch: „Der Mönch, der seinen Ferrari verkaufte" schreibt Robin S. Sharma[10]: „Der Geist arbeitet über Bilder. Bilder beeinflussen Dein Bild von Dir selbst, und dein Bild von dir selbst wirkt sich darauf aus, wie du dich fühlst, wie du handelst und was du erreichst. Wenn dir dein Bild deiner Selbst sagt, du seist zu jung, um schon ein erfolgreicher Anwalt zu sein, oder zu alt, um deine Gewohnheiten zum Besseren ändern zu können, wirst du diese Ziele nie erreichen."

Die Fähigkeiten unseres Gehirns - Vergleichen und Gemeinsamkeiten erkennen - machen sich Techniken wie mentales Training oder Hypnose zu Nutze, um Stück für Stück unsere Gedankenstruktur nach unseren Wünschen zu verändern.

In meiner Praxis für Mentaltraining und Therapeutische Hypnose erlebe ich täglich, wie weitreichende Veränderungen mit diesen Techniken möglich sind. Dabei ist Grundvoraussetzung, dass von therapeutischer Seite genau auf die Wünsche und Bedürfnisse der Klienten eingegangen wird, denn nur so kann ein bestmögliches Ergebnis erzielt werden.

Das Super-Multitalent. Der …, einzigartig und konkurrenzlos.

Die Schnäppchenjägerin

Sichern Sie sich jetzt ein Geschenk Ihrer Wahl!

Martina Pohlmann ist 25 Jahre alt. Seit 6 Monaten ist sie Mutter einer kleinen Tochter. Leider ist die Beziehung zum Vater des Kindes schon in der Schwangerschaft auseinandergegangen, also ist Frau Pohlmann jetzt allein erziehend. Ihre sowieso ungeliebte Stelle als Arzthelferin hat sie für die Elternzeit ausgesetzt und lebt jetzt mit ihrer Tochter in einer kleinen 2-Zimmer-Wohnung. Das Geld ist immer knapp, auch wenn Frau Pohlmann gelegentlich von ihrer Mutter finanziell unterstützt wird. Außerdem entpuppt sich das Leben mit Baby als viel anstrengender als gedacht. Die Kleine wacht jede Nacht mehrmals auf, braucht viel Aufmerksamkeit und schreit häufig. Der Vater des Kindes hat kein Interesse an seiner Tochter und zahlt auch den Unterhalt - wenn überhaupt - sehr nachlässig.

Nutzen Sie Ihren Preisvorteil!

Weil ihre Tochter so unruhig ist und so viel schreit, hat Martina Pohlmann ihr öffentliches Leben stark eingeschränkt. Meist ist sie mit dem Baby zu Hause. Nur eine ihrer Freundinnen hat auch ein Kind, mit den anderen Freunden ist der Kontakt in den letzten Monaten loser geworden. Wenn das Baby schläft und die häuslichen Arbeiten soweit erledigt sind, sitzt Martina Pohlmann gerne vor dem Computer. Über das Internet hat sie die ganze Welt im Blick. Sie chattet und hat schon viele Leute im Netz kennen gelernt. Weil sie das wenige Geld, das sie hat, nicht für überteuerte Waren ausgeben will, sucht sie im Internet nach Schnäppchen. Sie hat schon viele gute Geschäfte gemacht und z.B. einen schönen Kinderwagen und eine Wiege günstig gebraucht gekauft. Durch die Schwangerschaft hat sie zugenommen und viele ihrer Kleidungsstücke passen nicht mehr. Das frustriert sie sehr.

Das Gute am Internet-Shopping ist, dass Frau Pohlmann auch mitten in der Nacht, wenn sie vom Baby geweckt wurde und nicht mehr einschlafen kann, einkaufen kann. Sie ist jedes Mal stolz, wenn sie ein besonderes Kleidungsstück total preisgünstig ergattern kann. Alle Anderen bezahlen das Doppelte, manchmal sogar mehr als das!

Kinder spielen gerne auf dem Boden. Der … erhöht das Vergnügen.

Wenn sie mal einen Tag bei ihrer Mutter zu Besuch ist und den Computer nicht benutzen kann, hat sie am Abend beim Nachhausekommen besonders viel Lust zum Schnäppchen-Stöbern. Sie hat ja den ganzen Tag nicht nachschauen können, ob sie vielleicht eine tolle Gelegenheit verpasst hat. Wenn der Briefträger mit den Päckchen kommt, hat sie manchmal gar keinen genauen Überblick mehr, was drin sein könnte. Das gibt ihr schon etwas zu Denken. Das virtuelle Zuschlagen macht ihr merkwürdigerweise mehr Spaß als das Besitzen. Trotzdem kann sie am Abend die Finger nicht vom Computer lassen. Jedes Entdecken eines besonders schönen und billigen Stückes ist ein kleiner Kick.

Vorsichtshalber holt sie keine Kontoauszüge mehr ab.

Kostenlos und täglich verfügbar, der neue …

Als eines Tages eine sehr unfreundliche Mail eines ihrer Geschäftspartner ankommt, in der steht, dass sich der versprochene Betrag nicht von ihrem Konto abbuchen lässt, wird ihr angst und bange.

Gleich am nächsten Morgen geht sie voller dunkler Ahnungen zur Bank. Der Kreditrahmen ist überschritten, sie muss hohe Verzugszinsen bezahlen. Außerdem ist die Miete in ein paar Tagen fällig. Frau Pohlmann ist verzweifelt.

33% Testvorteil sichern!

Sie nimmt ihren ganzen Mut zusammen und ruft bei einer Selbsthilfegruppe für Kaufsüchtige an.

Außerdem beichtet sie ihrer Mutter ihre finanzielle Notlage. Die Mutter erklärt sich bereit, ihrer Tochter den fehlenden Betrag zu leihen.

Da sie die meisten ihrer Einkäufe über das Internet getätigt hat, erhält sie in der Selbsthilfegruppe den Rat, für eine begrenzte Zeit auf den Rechner zu verzichten, um den Entzug etwas zu erleichtern. Außerdem werden Übungen angeboten, die den Selbstwert stärken und die wahren Bedürfnisse erkennen helfen.

Frau Pohlmann akzeptiert das Angebot und gibt ihren Computer ab.

In den nächsten Wochen geht es ihr elend. Sie kann kaum glauben, dass sie unter Entzugserscheinungen leidet, dennoch ist es so. Während ihrer Arbeit als Arzthelferin hat sie so etwas bei Patienten öfter beobachten können.

… das zahlt statt kostet.

Sie ist unruhig und schlecht gelaunt. Alles in ihr schreit geradezu nach ihrem Rechner. Um sich abzulenken, besucht sie die Mutter-Kind-Kurse in der örtlichen Turnhalle. Dort lernt sie eine nette Frau mit einem 9 Monate alten Sohn kennen, die ebenso wie sie allein erziehend ist. Nach zwei langen Monaten lassen die Entzugserscheinungen endlich nach. Martina Pohlmann hat gelernt, damit anzufangen, ihre Bedürfnisse auf andere Art zu stillen, ihr Selbstbewusstsein steigt langsam und sie hat schon einen kleinen Teil ihrer Schulden zurückgezahlt.

Frau Pohlmann hat versucht, ihre Frustration über das Alleinsein, die Belastung durch das Baby und ihre Gewichtszunahme durch Kaufen abzubauen. Im Internet fühlte sie sich kompetent, anerkannt und weltläufig.

Mit … jeden Monat viele Euros sparen.

Weil diese Gefühle aber nicht in der realen Welt existierten, sondern nur im virtuellen Netz, befriedigten sie nicht die wirklichen Bedürfnisse. Deshalb hielten die guten Kicks auch nicht an, sondern mussten durch Dosissteigerungen erhalten werden.

Frau Pohlmann muss nun auf die harte Methode lernen, sich in der realen Welt Selbstbewusstsein aufzubauen. Hart deshalb, weil sie jetzt noch zusätzlich ein Schuldenproblem hat. Durch neue Kontakte erlebt sie Bestätigung und vermindert ihr Alleinsein.

+ tolles Gratis-Extra!

Frau Pohlmann sollte in Zukunft weiter daran arbeiten, ihr Selbstwertgefühl zu stärken und ihren Freundes- und Bekanntenkreis zu erweitern. Eine andere berufliche Perspektive ist auch wichtig, da sie sich bei ihrer Arbeit nicht mehr wohl gefühlt hat. Das könnte ein anderer Arbeitgeber sein, und / oder eine Weiterbildungsmaßnahme.

Was ist Mentaltraining?

„Achte auf Deine Gedanken, denn sie werden Worte,
achte auf Deine Worte, denn sie werden Taten,
achte auf Deine Taten, denn sie werden Gewohnheiten,
achte auf Deine Gewohnheiten,
denn sie werden Dein Charakter,
achte auf Deinen Charakter, denn er wird Dein Schicksal."
(Aus dem Talmud)

Erleben Sie den Unterschied.

Schon seit mehr als tausend Jahren wissen die Meister, dass unsere Gedanken unser Leben bestimmen. Schon Marc Aurel, der Römische Kaiser und Philosoph, sagte: „Das Glück deines Lebens hängt von der Beschaffenheit deiner Gedanken ab."

Heute nähern wir uns langsam wieder diesem alten Wissen, auch mit Hilfe der modernen Hirnforschung, die bestätigt, dass Gedanken messbar-machtvolle Kräfte sind. Menschen mit guter Stimmung haben eine positive Ausstrahlung, finden leichter Kontakte und Freunde, sind erfolgreicher und erwiesenermaßen auch gesünder.

Fördern Sie Ihre Darmgesundheit! Am besten mit Expertenhilfe. …

Auch im Yoga gilt: „Wenn Du eine Übung wegen körperlicher Beschwerden nicht mitmachen kannst, mach sie wenigstens im Geiste." Dadurch werden die Bahnungen (Verknüpfungen der Nervenzellen durch sogenannte Spiegelneuronen) für die körperliche Aktivität gestärkt und aufrecherhalten. Oft findet Mentaltraining in einem Entspannungszustand statt, der für die Gesundheit und den Stressabbau nachweislich besonders förderlich ist und zusätzlich die Verbindung zum

Unterbewusstsein gewährleistet. Dabei ist die Grenze zur Therapeutischen Hypnose fließend.

In der Praxis kann das - im Negativen und im Positiven - folgendermaßen aussehen:

Wenn ich einen Haufen Geld ausgebe, um in einen Urlaub zu fahren, in dem ich mich in einem kleinen Hotelzimmer drängen und lieblos zusammengepanschtes Essen vom teuren Buffet essen muss, dann kann ich wahren Genuss nicht finden. Ich kann höchstens so tun, als hätte ich ihn gefunden, wenn ich nach der Rückkehr den Kollegen bei der Arbeit davon vorschwärme, um deren Neid zu erregen.

In seinem amüsanten Buch: „Dann fahr doch gleich nach Hause! – Wie man auf Reisen glücklich wird" schreibt Dietmar Bittrich[11]: „Das Hotelzimmer ist klein und gewährt, selbst wenn es sich Suite nennt, kaum Ausweichmöglichkeiten. Würdest du vielleicht mal die Schranktür zumachen, ich möchte vorbei?! Hast du vor, noch lange im Badezimmer zu bleiben? Darf ich die Nachttischlampe jetzt auch mal auf *mein* Buch richten?"

Zu Hause allerdings könnte alles anders sein:

Jede noch so kleine Wohnung ist inzwischen größer als eine Junior-Suite in einem der modernen Luxushotels. Ihr Badezimmer können Sie zum Spa-Bereich erklären. Das ist Mentaltraining: Die Wahrnehmung so zu selektieren, dass es uns den größtmöglichen Nutzen bringt. Jeder von uns selektiert und interpretiert automatisch seine Wahrnehmung. Wahre Meisterschaft ist es, diese Wahrnehmung mehr und mehr bewusst zu gestalten.

Verwöhnen Sie Ihre … mit kostbarer Feuchtigkeit. …

Wir machen es Ihnen leicht: …

Was ist Hypnose?

„Es ist nie zu spät, eine glückliche Kindheit gehabt zu haben“
Milton Erickson (Begründer der modernen Hypnosetherapie)

Inspiriert von der Einzigartigkeit: …

Hypnose ist ein von außen und mit Absicht eingeleiteter Trancezustand, der verwendet wird, um Blockaden direkt im Unterbewusstsein aufzulösen, sodass Heilung entstehen kann.

Trance ist gar nicht so außergewöhnlich. Jeder Mensch erlebt immer wieder Trancezustände, ohne es zu wissen, z.B. beim Übergang vom Wachen zum Schlafen. Auch beim Tagträumen, während sehr konzentrierter Arbeit oder im Kino, wenn man die Welt um sich herum „vergisst“, handelt es sich um eine Trance.

… weil wir alle eins sind.

Aufgrund dessen, was sie in Filmen gesehen haben, haben viele Leute eine falsche Vorstellung von Hypnose. Sie glauben, sie würden in der Hypnose in eine vollkommene Bewusstlosigkeit sinken und sich an nichts erinnern, was währenddessen geschehen ist. Natürlich kommt es gelegentlich vor, dass jemand so tief in Trance geht, dass er sich nur noch bruchstückhaft erinnert, was geschehen ist, doch gerade bei Menschen, die erst sehr wenig Tranceerfahrung haben, ist dies äußerst selten. Wie jede andere Fähigkeit ist Hypnose eine Übungssache, das heißt, auch wenn es anfangs nicht immer leicht ist, in Trance zu gehen, je mehr Übung Sie haben, desto einfacher geht es.

Was bringt mir eine Therapeutische Hypnose?

Hypnose ist eines der ältesten Heilverfahren überhaupt. Es hat den Vorteil, dass durch die direkte Ansprache des Unterbewusstseins die Behandlung in der Regel sehr schnell und nachhaltig wirkt. Auch sind, ganz im Gegensatz zu Medikamenten, keine Nebenwirkungen bekannt.

Bestens versorgt mit …

Durch Therapeutische Hypnose lassen sich auch Ergebnisse von anderen Methoden der persönlichen Weiterentwicklung, wie z.B. Coaching oder Systemischen Aufstellungen noch zusätzlich festigen und verankern, damit Ihnen diese auch langfristig zur Verfügung stehen.

… mittendrin statt nur dabei.

Durch die Behandlung des Unterbewusstseins wird auch vermieden, dass nur die Symptome der Störung behoben werden und sich dann später an anderer (oder der gleichen) Stelle wieder einstellen.

Für Menschen, die an zwanghaftem Kaufverhalten leiden, kann Hypnose eine sinnvolle Unterstützung im Prozess der Veränderung und Weiterentwicklung sein. Sie kann helfen, ein Gefühl von Entspannung uns Ausgeglichenheit zu erlangen und wahrzunehmen, dass wir die Schlüssel zur Befriedigung unserer Bedürfnisse in uns tragen und nicht im Außen zu suchen brauchen.

Bei den Großen mit dabei sein

Erleben Sie sportlichen Luxus in Bestform. Ab 25. April bei …

Schon sein ganzes Leben lang hat Mike Grunge davon geträumt, reich zu sein.

Er ist jetzt 41 Jahre alt und hat in den letzten 20 Jahren bis an sein körperliches und geistiges Limit gearbeitet. Seine Firma für Auto-Tuningbedarf lief gut und entwickelte sich innerhalb von wenigen Jahren vom Ein-Mann-Betrieb zu einem Geschäft mit 22 Mitarbeitern. Durch seine weitreichenden Beziehungen hat er Kontakte zu vielen wohlhabenden bis reichen Autobesitzern und Tuning-Fans. In diesen Kreisen lädt man sich gegenseitig zu Partys ein und bestaunt die neuesten Errungenschaften. Schon mit 28 Jahren besaß Mike Grunge seinen ersten Ferrari, zwar gebraucht und ein älteres Modell, aber immerhin ein Ferrari. Inzwischen weiß jeder, dass Herr Grunge immer mindestens einen Neuwagen von ganz exklusiven Marken fährt. Das macht ihn interessant, und er genießt es. Auch für schöne Frauen ist sein Wert in den letzten Jahren stetig gestiegen, sodass er meist sogar zwischen mehreren attraktiven Partnerinnen wählen konnte. Die Frauen wissen, dass er großzügig ist und sie damit rechnen können, ihn auch bei extravaganten Urlaubsreisen zu begleiten. Vorletztes Jahr war er unter anderem zum Strandsegeln und Hochseefischen in Patagonien und letztes Jahr bei einem befreundeten Scheich in den Arabischen Emiraten für ein Offroad-Wüstenabenteuer.

Ein echter Hingucker!

Das Leben könnte so schön sein, wenn seine Firma in den letzten Monaten nicht mit finanziellen Schwierigkeiten zu kämpfen hätte. Das Geschäft ist rückläufig, der Umsatz bricht mehr und mehr ein. Leider hat Mike Grunge keine Reserven mehr, weil sein letzter Einkauf – ein Bugatti mit Sonderausstattung – sein Budget gesprengt hat.

Als ein einflussreicher Freund ihm vorschlägt, im Sommer zusammen mit noch einigen anderen Bekannten mehrere Segelyachten zu chartern und damit einen 3-wöchigen Tauch- und Segeltörn rund um Barbados zu machen, kann Herr Grunge nicht „Nein“ sagen. Er versucht, sich selbst davon zu überzeugen, dass seine finanzielle Krise bis zum Sommer bestimmt schon vorbei ist und er durch den Urlaub garantiert wichtige neue Geschäftskontakte knüpfen kann. Ganz davon abgesehen kann er sich bei seinen Freunden nicht die Blöße geben, seine Geldsorgen einzugestehen.

Als seine Firma wegen eines schlampigen Fehlers auch noch negative Schlagzeilen bekommt, bricht der Umsatz erneut ein. Mike Grunge steht das Wasser bis zum Hals. Seine Bank weigert sich, den Kreditrahmen zu erweitern. Er muss Mitarbeiter entlassen, weil er ihren Lohn nicht mehr bezahlen kann. Gerüchte über Insolvenz machen die Runde. Er denkt an Selbstmord.

Herr Grunge ist Gefangener seiner geistigen Verknüpfung: „Reicher Mensch = wertvoller Mensch.“

Der Ausstieg aus dieser Haltung wird ihm noch dadurch erschwert, dass die meisten Menschen auf der Welt so denken. Wenn er seine Firma schließen muss, wird er viele von seinen „Freunden“ verlieren. Er wird diejenigen verlieren, die wegen seines gesellschaftlichen Ansehens oder seiner Besitztümer seine Nähe gesucht haben. Übrig bleiben werden die, denen es um ihn selbst als Person geht, die ihn menschlich schätzen.

Action im Blut. …

Herrn Grunges Aufgabe in nächster Zeit wird sein, „Wertvoller Mensch“ neu zu definieren. Wertvoll könnte zum Beispiel sein, wer sich Zeit für die Sorgen seiner Freunde nimmt. Wertvoll könnte sein, wer genug hat vom „Höher-Schneller-Weiter“.

Dinge fressen unsere Energie

*„Wenn du einen Menschen glücklich machen willst,
dann füge nichts seinem Reichtum hinzu,
sondern nimm ihm einige von seinen Wünschen."*

Epikur von Samos

Auch aus der Küche von heute nicht mehr wegzudenken: das gute alte …

Jedes Ding, das wir besitzen, kostet uns Energie.

Zuerst müssen wir (zumindest, wenn wir das Ding nicht geschenkt bekommen), arbeiten, um Geld zu verdienen, damit wir das Ding kaufen können.

Dann müssen wir das Ding irgendwo aufbewahren, wir brauchen also Platz.

Diesen Platz müssen wir mieten, also monatlich dafür arbeiten, damit wir ihn bezahlen können, oder wir kaufen den Platz, dafür müssen wir im Normalfall auch arbeiten.

Wenn wir den Platz haben, müssen wir ihn in Stand halten, ihn also putzen, heizen und / oder reparieren. Auch dafür müssen wir arbeiten.

Wenn unser Ding also jetzt seinen Platz hat, müssen wir uns auch um das Ding selbst kümmern, es also wenigstens ab und zu abstauben, und aufpassen, dass es nicht kaputtgeht oder gestohlen wird.

… bringt Leben in Ihr Bad!

So bindet jedes Ding, zumindest auf eine versteckte Art, eine Menge Energie in sich.

Stärkt die Haut Tag für Tag: …

In ihrem sehr empfehlenswerten Buch „Feng Shui gegen das Gerümpel des Alltags“ schreibt Karen Kingston[12]:

„Die meisten Leute, die Dinge horten, sagen, dass sie nicht genügend Energie aufbringen, um endlich mit dem Aufräumen und Ausmisten anzufangen. Weil die stagnierende Energie, die sich um überflüssigen Kram herum anhäuft, Müdigkeit und Lethargie hervorruft, fühlen sie sich ständig niedergeschlagen. Wenn ausgeräumt wird, so befreit das die Energie in der Wohnung und setzt im Körper neue Energien frei.“ (…)

„Wenn der ganze zur Verfügung stehende Platz mit Krempel vollgestopft ist, gibt es auch keinen Raum für etwas Neues in Ihrem Leben.“

… - hier sind die Sterne zum Greifen nah!

Vielleicht sträubt sich etwas in Ihnen, Ihre teuren, aber unnützen Dinge einfach wegzugeben. Wahrscheinlich sind sie viel zu wertvoll, um sie einfach in die Tonne zu treten.

Zum Glück gibt es einige Organisationen, die gerne funktionsfähige Dinge annehmen, um sie für einen guten Zweck zu verkaufen.

Ich persönlich habe auch sehr gute Erfahrungen mit folgender Methode gemacht:

Wir wohnen in einer stark befahrenen Straße. An einem Samstagvormittag mit trockenem Wetter habe ich ein Schild gebastelt, auf dem „ZU VERSCHENKEN!“ stand, und es vor unserem Haus aufgestellt. Daneben und darunter stellten wir alles, was sich in unserem Haushalt mit der Zeit an Überflüssigem, aber noch Brauchbarem angesammelt hatte. Das war nicht wenig. Am Abend war zu meiner größten Überraschung alles verschwunden – sogar das Schild hatte jemand mitgenommen!

Zusätzlich zu der Befreiung, das ganze Gerümpel endlich losgeworden zu sein, war da die Freude, dass offensichtlich einige Leute daran Gefallen gefunden hatten. Die werden sich jetzt an meiner Stelle um diese Dinge kümmern!

Eine wunderbare Möglichkeit, sich für solche Ausräumaktionen in Stimmung zu bringen, ist Ärger.

Wir können die destruktive Energie, die im Ärger liegt, nutzen, um sie in etwas Positives zu verwandeln. Karen Kingston schreibt dazu:

„Immer wenn Sie sich wirklich über etwas ärgern, ist das der geeignete Augenblick, um auszumisten. Machen Sie sich gar nicht erst die Mühe, sich zusammenzureißen, bevor Sie anfangen. Gehen Sie einfach mit herunterlaufenden Tränen zum Schrank, schreien dabei herum, wenn nötig, und ziehen Sie alles heraus, um es dann zu sortieren. Sie werden überrascht sein, wie leicht es ist, in dieser Verfassung Ordnung zu schaffen. Es scheint fast von selbst zu gehen. Sie schauen Sachen an, die Sie jahrelang gehortet haben, und sie erscheinen Ihnen so unwichtig und unübersehbar veraltet, dass Sie letztlich keine Gefühlsregung verspüren, wenn Sie sie in den Abfall werfen. Sie werden auch überrascht sein, wie sehr Ihnen das Aussortieren des Krempels dabei hilft, sich zu beruhigen, und das, was Sie so aufgebracht hat, in einer neuen Perspektive zu sehen. Der Akt des Loslassens von altem Plunder ermöglicht es einem gleichzeitig, seine blockierten Gefühle loszulassen."

In den USA haben einige Konsumismusgegner den Buy-Nothing-Day erfunden. Das ist eine geniale Sache, weil man

Sie träumen von Haute Couture und sind romantisch veranlagt? Dann ist das vergoldete … von … perfekt für Sie.

sich damit gut selbst auf die Schliche kommt. Man nehme sich einen Tag der Woche vor, zum Beispiel Montag, an dem man sich zwingt, keinen einzigen Cent auszugeben, weder bar noch mit Karte. Das kann zu richtiggehenden sportlichen Wettbewerben führen, nach dem Motto: Wer schafft es am längsten?

Nur bei uns - Mode, die glücklich macht!

Der Journalist und Autor Alexander von Schönburg[13] schreibt: „Braucht man, um eines von tausend Beispielen zu nennen, ein Handy? Oder ist Unerreichbarkeit ein Privileg geworden, das sich allenfalls Leute wie Osama bin Laden leisten können?"

David Michael Bruno[14], ein US-Amerikanische Blogger, hat inzwischen eine Menge Fans. Er hat die Anzahl seiner persönlichen Gegenstände von über 400 auf unter 100 reduziert und möchte ein Jahr lang unter der magischen 100 bleiben. Er hat im Netz sowohl publiziert, welche Dinge er alle weggeworfen oder verschenkt hat, als auch welche er noch besitzt und warum. Er möchte mit seiner Aktion ein Zeichen gegen Materialismus setzen. Es könnte ja sein, dass sich aus diesem Blog noch ein Trend entwickelt. Was wären Ihre 100 Dinge?

Zeitschriften – gekaufte Werbung?

„Bescheiden können nur die Menschen sein, die genug Selbstbewusstsein haben.“

Gabriel Laub

Zeitschriften sind Unterhaltung. Zeitschriften kosten Geld. Zeitschriften bestehen zum Teil aus Werbung. Das alles sind Tatsachen.

Tatsachen, die kaum jemand kennt, sind auch, dass Zeitschriften davon abhängig sind, dass Firmen Anzeigen schalten, denn sonst müssten sich die Preise derart erhöhen, dass niemand mehr die Zeitschrift kaufen würde und das Magazin damit unrentabel würde.

Wenn also die Firma XYZ bei der Zeitschrift ABC pro Monat, sagen wir mal, 10.000 Euro in Anzeigen investiert, gibt ihr das Macht. Und sie nutzt diese Macht, um die Inhalte des Magazins mitzubestimmen.

Zum Beispiel wird angefragt, wann denn die Zeitschrift gedenkt, sich lobend über die neuen Produkte von XYZ auszulassen. Falls daraufhin nicht gleich mit einem Produktplacement reagiert wird, kann im nächsten Schritt gedroht werden, die Anzeigen zu verkleinern oder zur Konkurrenz abzuwandern.

Wenn Sie das nächste Mal eine Zeitschrift durchblättern, können Sie feststellen, wie weit die Redaktion den Wünschen der Hersteller gefolgt ist. Besonders gut zu beobachten ist das bei Fachzeitschriften, z.B. Computer- Einrichtungs- oder

Die Zeit läuft! Haben Sie schon alles vorbereitet? Die schönsten … ausgesucht, die luftigen … aus dem Schrank geholt? Nein? Dann aber los: endlich beginnt die Sommerzeit.

… . Und Ihr Haar bleibt stark.

Erobern Sie die Jugend Ihrer Haut zurück – das Geheimnis liegt in …

Frauenzeitschriften. Diese alle beschäftigen sich ja quasi schon von Natur aus mit Gegenständen, bei Frauenzeitschriften geht es um verschiedene Produkte, die aber alle mit der Steigerung der weiblichen Attraktivität zu tun haben, also meist Mode oder Kosmetik. Oft werden dabei Dinge empfohlen, die weit über das Budget eines durchschnittlichen Verdieners hinausgehen. Das ist oft ein Zeichen für verstecktes Produktplacement.

Ich habe mir mal eine beliebige Ausgabe einer bekannten Frauenzeitschrift herausgepickt und die Seiten gezählt, die gar nichts mit Werbung zu tun haben, sondern reine recherchierte Artikel sind. Dabei habe ich auch Artikel als Reklame gezählt, in denen am Ende irgendetwas empfohlen wurde, sei es ein Buch, ein Medikament oder ein Hotel.

Auffällig ist außerdem, dass auch die Unterhaltungsartikel meist nicht allein auf einer Seite stehen, sondern oft ein Teil, manchmal sogar mehr als die Hälfte der Seite von einer Werbeanzeige oder großformatigen Bildern bedeckt wird.

Bei einer Gesamtseitenzahl von 204 Seiten waren es genau 19 Seiten reine recherchierte Artikel, also weniger als 10 %.

Die anderen, als Geschichten, Tipps oder Artikel getarnten Werbungen kommen zum Teil sehr massiv daher, mit Sprüchen wie:

„Sie waren im vergangenen Jahr nicht dabei? Schade, da haben Sie wirklich was verpasst. Das sollte Ihnen diesmal nicht passieren. Die …-Party ist nämlich ein Ereignis der Sonderklasse.“

Besonders paradox in diesem Fall war, dass einer der wenigen „echten“ Artikel sich mit der Frage befasste, wie wichtig es ist, sich selbst treu zu bleiben.

Ich hab doch sonst nichts mehr

Lydia Carlos ist 68 Jahre alt. Seit zwei Jahren ist sie verwitwet. In ihrer Jugend war sie Balletttänzerin und hat auf mittleren, bisweilen auch auf großen Bühnen getanzt. Später unterrichtete sie in einer Ballettschule. Seit vier Jahren ist sie im Ruhestand. Sie lebt in der Mitte einer Großstadt in einer komfortablen und geräumigen Wohnung, die im Laufe der Zeit mehr und mehr zu einem Museum geworden ist. Seit vielen Jahren umgibt sich Frau Carlos gerne mit schönen Dingen, so sammelt sie z.B. Bühnenkleidung und Accessoires von berühmten Tänzern, auch Gemälde und Porzellan rund um das Thema Ballett.

Das Tanzen hat immer ihr Leben bestimmt, es war immer wichtig, jung, schön und schlank zu sein. Dafür hat sie hart gearbeitet, dennoch ließ sich der Zahn der Zeit nicht dauerhaft ignorieren. Erst blieben die Engagements aus, dann verlor der Körper nach und nach an Geschmeidigkeit und Straffheit. Auch diverse kleinere Eingriffe vom Schönheitschirurgen konnten das Altern nur verlangsamen, aber nicht aufhalten. Der Blick in den Spiegel macht sie heute nicht mehr glücklich, dennoch achtet sie sehr auf ihr Äußeres. Sie hat nach wie vor eine tadellose Haltung und sowohl auf ihre Frisur als auch auf ihre Garderobe legt sie großen Wert.

Viele ihrer besten und wertvollsten Sammlerstücke hat sie auf Auktionen ersteigert. Sie liebt die Atmosphäre in den großen Auktionshäusern, die kribbelnde Spannung. Oft trifft sie Prominente unter den Zuschauern und Bietern. Es macht sie stolz, dabei zu sein, bekannt zu sein und die Prominenten zu kennen. Besonders aufregend findet sie die Minuten vor dem Zuschlag, wenn der Preis sich in die Höhe schraubt oder

Wussten Sie, dass … nur 20 Kalorien pro 100 Gramm hat? Das lässt die angepeilte Bikinifigur doch gleich lustvoll näherrücken…

Klar bleibt …
unser Lieblingsreiseziel!

kurzzeitig stagniert, die Überraschung, wenn in letzter Sekunde noch ein neuer Bieter sein Angebot abgibt. Früher hat sie nur ab und zu etwas ersteigert, inzwischen kann sie es nicht mehr ertragen, mit leeren Händen nach Hause zu fahren. Manchmal bietet sie auf etwas, das sie eigentlich gar nicht interessiert, nur um das Fieber des Dabeiseins, des Dazugehörens zu genießen. In dieses Fieber mischen sich seit einiger Zeit nach dem Kauf oft Zweifel, ob dieses Stück wirklich eine gute Idee war. Wenn sie dann etwas ersteigert hat, was sie eigentlich gar nicht wollte, schämt sie sich. Sie stellt es zu Hause ganz hinten in den Schrank, um es zu vergessen. Um ein besonders teures Gemälde zu bekommen, musste sie im letzten Monat wieder ihr Konto bis zum Limit überziehen. Auf ihrer Eigentumswohnung lastet inzwischen eine größere Hypothek. Dennoch kann sie es sich nicht verkneifen, diese Woche zur nächsten Auktion zu fahren. Als ihre Nichte einmal einen ihrer seltenen Besuche macht, spricht sie die Tante auf deren Auktionsbegeisterung an. Lydia Carlos sagt daraufhin: „Kind, ich hab doch sonst nichts mehr!“ Als die Nichte weggefahren ist, fängt Frau Carlos an zu weinen.

Von … bekommt man nie genug.

Lydia Carlos versucht sich mit ihrer Kaufsucht das Gefühl zu erhalten, doch noch dazuzugehören. Zu der Welt des Balletts, zu Leuten, die bewundert und beklatscht werden. Im Stillen spürt sie schon seit langem, dass diese Strategie nicht funktioniert, denn wirklich dazu gehört sie dennoch nicht.

Frau Carlos braucht Anerkennung und Kontakte mit Menschen. Eine Strategie könnte sein, Teile ihrer Sammlung verschiedenen Ballettschulen als Leihgaben zu überlassen. Als Ausgleich könnte sie von jeder Tanzschule für eine Stunde in der Woche einen Raum zur Verfügung gestellt bekommen, in dem sie als soziales Projekt Kindern Ballettstunden erteilt, deren Eltern sich den Unterricht sonst niemals würden leisten können. Die Hinweise, welche Kinder geeignet sein könnten, bekommt sie über Sportlehrer in Grundschulen und Kindergärten. Durch die Kontakte zu den Tanzschulen und den Kindern bekommt ihr Leben wieder ein Gemeinschaftsgefühl.

Die …-Leuchte erhellt Raum und Gemüt.

Ihre nach dem Tod ihres Mannes und dem Auslagern der Sammlung zu groß gewordene Wohnung könnte sie verkaufen und sich ein kleines Apartment zulegen, das ihren wahren Bedürfnissen besser entspricht, sich leichter pflegen lässt und ihren finanziellen Etat nicht so strapaziert.

Gier oder Frieden?

„Die Welt hat genug für jedermanns Bedürfnisse, aber nicht für jedermanns Gier."

Mahatma Gandhi

3 gute Gründe, öfter zu genießen. Hier die neuesten Beweise: …

Die Bestsellerautorin Amelie Fried[15] schreibt:

„Es gibt zu viel. Zu viel Elend, Dummheit und Gier. Zu viele überbezahlte Manager, zu viele Arbeitslose, zu viele Menschen ohne Perspektive. Zu viel sinnloses Zeug zu kaufen, zu viel Abfall, zu viele Abgase. Es herrscht ein Überangebot in allen Bereichen. Mein Handy kann viel mehr, als ich jemals werde nutzen können, von meinem Computer ganz zu schweigen. (…) Man kommt sich vor wie an einem dieser Riesenfrühstücksbuffets in großen Hotels. Da kann man zwischen fünf Eierspeisen wählen, zwischen zehn Käse- und zwanzig Brotsorten, und egal, wie viel man gegessen hat, den ganzen Tag über verfolgt einen das Gefühl, etwas verpasst zu haben. Es ist der Überfluss, der ein Gefühl von Mangel erzeugt."

… . So leben Frauen heute.

Hans Leyendecker[16] beschreibt in seinem Buch: „Die große Gier" einen Zustand in unserer Gesellschaft:

„Das Raffen ist vielen von uns zur lieben Gewohnheit geworden. Manchmal denkt man sogar, es sei der Sockel, der Grundstein des Landes, weil es für Erfolg und gesellschaftliche Anerkennung keinen überzeugenderen Maßstab gibt als Geld."

Ein paar Seiten weiter geht es um die Finanzblasen der Wirtschaft und was das mit uns macht:

„Das schnelle Geld war eine Versuchung, der viele nicht widerstehen konnten; der Cashflow wurde mal eben in die eigene Richtung gelenkt. Die Unbestechlichen sahen wie langweilige Verlierer aus, und manche fühlten sich auch so. Vor etlichen Jahren sprang ein Mann von der Golden Gate Bridge bei San Francisco in den Tod. Er hinterließ eine winzige Notiz, in der aber alles Wesentliche stand: „Survival of the fittest. Adios – unfit." Die Metapher vom Markt, auf dem einer überlebt oder nicht, ist manchmal nicht nur als Sinnbild zu verstehen."

Verlieren Sie keine Zeit dank … und …!

In einem Leserbrief der Zeitschrift „Der Spiegel" schreibt jemand[17]: „Wir scheinen vergessen zu haben, dass der wesentliche Sinn unserer Existenz „Entwicklung" heißt und nicht „Geld verdienen"."

Vor ein paar Jahren lud eine von Michail Gorbatschow gegründete Stiftung die wichtigsten Ökonomen, Wirtschaftsführer und Politiker zu einer Tagung mit dem Thema: „Zukunft der Arbeit" in ein luxuriöses Hotel in San Francisco. Das einhellige Ergebnis aller Experten, darunter mehrere Nobelpreisträger, Margaret Thatcher und Jeremy Rifkin, war: Im 21. Jahrhundert reichen zwanzig Prozent der arbeitenden Bevölkerung aus, um die Weltwirtschaft in Schwung zu halten. „Mehr Arbeitskraft wird nicht gebraucht."

Leisten Sie sich das Beste!

Es geht also nicht mehr darum, Vollbeschäftigung für alle erreichen zu wollen, sondern die Arbeit so gerecht wie möglich unter allen zu verteilen. Es ist ein Auslaufmodell, dass einige Menschen 60 Stunden pro Woche oder mehr arbeiten, im Zweifel bis zum Herzinfarkt, während andere gar nichts zu tun haben und darüber depressiv werden.

Das Leben ist ein Geschenk. Abonnieren Sie 26 Ausgaben und sichern Sie sich ein tolles Geschenk!

Das Washingtoner Worldwatch-Institut[18] ist eine unabhängige Forschungseinrichtung und beschäftigt sich mit der Lage der Welt. Ihr Direktor Gary Gardner sagt: "Konsum ist für ein Viertel der Weltbevölkerung zu einer Selbstverständlichkeit geworden."

Nicht nur in den reichen Industriestaaten, sondern auch in Schwellenländern wie China und Indien wächst die "Konsumentenklasse" rapide. Schon 2004 gehörten 19 Prozent der Chinesen und 12 Prozent der Inder dieser inzwischen 1,7 Milliarden Menschen umfassenden Konsumentenklasse an. Nur in Afrika südlich der Sahara ist der Konsum in den vergangenen zwei Jahrzehnten um 20 Prozent zurückgegangen. Inzwischen müssen weltweit knapp drei Milliarden Menschen um ihre Existenz bangen.

Was hat Eiscreme mit Impfungen zu tun?

Deutschland gehört zu den reichsten und konsumfreudigsten Ländern der Welt. Zusammen mit Nordamerika und den anderen Ländern Westeuropas ist Deutschland für 60 Prozent des weltweiten Konsums verantwortlich.

Für Eiscreme zum Beispiel wird in diesen Regionen fast zehnmal soviel Geld ausgegeben wie nötig wären, um Schutzimpfungen für jedes Kind auf der Welt zu finanzieren.

Und je mehr Menschen sich diesen Lebensstil leisten können, desto knapper werden die Ressourcen. Je knapper die Ressourcen werden, desto mehr wird darum gekämpft. Vieles deutet darauf hin, dass in Zukunft Kriege nicht mehr um Öl, sondern um Trinkwasser geführt werden.

Wussten Sie, dass die Herstellung von 1 kg Tomaten 184 Liter Wasser verbraucht?[19] Um einen Liter Milch zu produzieren, benötigt man 1000 (in Worten: Tausend) Liter Wasser, für 1 kg Käse 5000 Liter und für einen Computer 20.000 Liter!

Trinkwasser, das reiche Industrienationen in armen Ländern auf verschwenderische Art und Weise für die Produktion von immer neuen unnötigen Produkten nutzen und ihre einheimischen Arbeitskräfte miserabel für diese Arbeit bezahlen.

Auch die grüne Heinrich-Böll-Stiftung betont, dass der moderne Massenkonsum die ökologischen Grenzen auf breiter Front überschritten hat.

Der verschwenderische Lebensstil in den Industrieländern und den Ober- und Mittelschichten der so genannten Entwicklungs- und Schwellenländer trägt zur Zerstörung der ökologischen Lebensgrundlagen für die ärmeren Bevölkerungsschichten bei. Die Auswirkungen des Massenkonsums treiben die Welt in den ökologischen Ruin.

Reich, dick und traurig

Der Lebensstil der Reichen und relativ gut Verdienenden hat noch andere Konsequenzen. Neben der systematischen Zerstörung der ökologischen Lebensgrundlagen wirkt sich der Konsum auch sozial und gesundheitlich aus: "65 Prozent aller US-Amerikaner sind stark übergewichtig, und der Anteil in

Grenzenlose Möglichkeiten mit …

anderen Ländern wächst" - auch das ist ein Ergebnis der Worldwatch-Studie. Immer mehr Menschen verschulden sich, um ihren Konsum zu finanzieren - daran zerbrechen oft Freundschaften und Familienstrukturen.

"Ein neues Konsummodell ist möglich und machbar" fordern die Forscher des Worldwatch-Instituts. Dazu ist es nötig, dass die Regierungen aller Länder eine ökologische Steuerreform verabschieden. Außerdem sind Verpackungsgesetze sowie ein stärkerer Einsatz für qualitativ hochwertige, langlebige Produkte nötig. Zum Beispiel müssen Autos und andere Produkte nicht mehr absichtlich so gebaut werden, dass sie schneller kaputtgehen. Auch muss es zu einer neuen Verbraucherethik kommen. Es muss künftig mehr um das persönliche Wohlbefinden statt um Wohlstand gehen. Gardner: "Wir müssen uns alle fragen, wann habe ich genug, und was sind meine Bedürfnisse?"

Das Grundeinkommen für jede und jeden könnte die Brücke sein, um übermäßigen Wachstumsdruck von der Gesellschaft zu nehmen. Es ist an der Zeit, die ökologische und die soziale Frage endlich zusammenzudenken.

… . Kostenlos Bargeld im Euro-Land!

Geld ist Gott

„Früher waren die Kirchen die höchsten Gebäude in den Städten. Heute sind es die Banken mit ihren Glaspalästen.“ Dieses Zitat des wegen Betrugs verurteilten „Baulöwen“ Jürgen Schneider zeigt, dass in den letzten Jahrzehnten ein Umdenken stattgefunden hat, weg von geistigen Werten, hin zu materiellen Gütern.

Bezeichnend sind auch die Ausdrücke „Konsumtempel“ oder „Wellnesstempel“. Das Aussehen, also unsere körperliche Hülle, wird im Wellnesstempel optimiert und gegebenenfalls operiert.

Hier ein Eintrag aus einem Kaufsucht-Forum im Internet:

„*Beany*“ schreibt:

„Der Kapitalismus ist die neue Religion, die Warenhäuser sind ihre neuen Tempel, die Waren sind die Devotionalien und Artefakte dieser Religion und das Geld ist das Göttliche dieser Religion. Der Glaube in diese Religion bildet sich durch Gier und Habsucht, seine Prozession erfolgt durch den Konsum - und Menschen mit einem Kaufrausch zeugen dabei von höchster Frömmigkeit in diesen Glauben.“

Manche Konsumbefürworter sehen im Konsumismus ein Gegengewicht zum religiösen Fundamentalismus. Es fragt sich nur, ob es ein Vorteil des Konsums ist, wenn sich Menschen, die nichts davon abbekommen haben, dem religiösen Fanatismus und vielleicht auch noch dem Heiligen Krieg zuwenden.

In welche Richtung sich die Welt in den nächsten Jahren entwickelt, ob in weitere Ressourcenausbeutung oder in einen neuen Trend der Mäßigung und der Gerechtigkeit, liegt in der Hand der Gesellschaft.

Die Gesellschaft sind wir; die Gesellschaft ist jeder Einzelne; die Gesellschaft sind Sie!

Nutzen Sie Ihren Vorteil bis zum 31.12.!

Wählen Sie Ihre drei Favoriten!

Die Geschichte des Kaufens – ein wahres Märchen

„Wenn man ganz bewusst acht Stunden täglich arbeitet, kann man es dazu bringen, Chef zu werden und vierzehn Stunden täglich zu arbeiten."

Robert Frost

Stellen wir uns mal ein Dorf vor, zu irgendeiner vergangenen Zeit.

Unser Dorf besteht aus einigen Häuschen, klein, aber stabil gebaut, das Wetter ist meistens angenehm, in der Nähe fließt ein Fluss, aus dem sich die Menschen täglich mit Eimern ihren Trinkwasservorrat ins Haus holen. Die Felder sind gut bestellt, die Ernte reichlich, jeder hat, was er braucht. So weit so gut.

Das Deluxe -… garantiert gesunden Schlaf, denn … wirkt beruhigend.

Eines Tages bemerken die Dorfbewohner, dass einer von ihnen nicht mehr zum Fluss geht. Er hat sich nämlich direkt vor seinem Haus eine Pumpe aufgebaut, aus der er jetzt sein Wasser pumpt. Die anderen Dorfbewohner sind stumm vor Staunen.

Am nächsten Tag kommt ihnen der Weg zum Fluss auf einmal beschwerlich vor. Die Eimer schleppen macht keine Freude mehr. Noch gestern gab es beim Nachhausetragen fröhliche Gespräche, es wurden Witze erzählt. Heute denkt jeder an die Pumpe.

Auch Pecunius, ein Mann mittleren Alters, denkt an die Pumpe. Noch vor ein paar Tagen waren alle Dorfbewohner im

Großen und Ganzen gleichgestellt – alle mussten sich ihr Wasser vom Fluss holen; der Pfarrer genauso wie der Metzger, die Schneiderin genauso wie die Bäuerin. Auch der Bürgermeister beteiligte sich am Schleppen, um die neuesten Neuigkeiten des Dorfes zu erfahren.

Harmonie auf der ganzen Linie: ... und ... .

Pecunius überlegt: wie konnte sich der Nachbar diese Pumpe bloß beschaffen? Wo hat er sie her? Was hat er dafür bezahlt? Der Nachbar hat es gut, der kann jetzt auf das Schleppen verzichten! Vielleicht schaut er sogar heimlich aus dem Fenster und macht sich über sie lustig? In Pecunius reift ein Entschluss: er wird heute länger als sonst auf die Jagd gehen. Sonst schießt er immer nur, was er und seine Familie zu essen brauchen, heute aber wird er länger im Wald bleiben. Er wird auch eine Pumpe besitzen! Er wird auch über die anderen lachen, die ihre Eimer schleppen! Die anderen werden zu ihm aufschauen, ihn beneiden!

Pecunius holt seinen Bogen und die Pfeile und macht sich auf den Weg in den Wald.

... . Die neue Art, bewusster zu leben.

Auch Felix, der Narr des Dorfes, war beim Wasserholen dabei. Ihm ist schon aufgefallen, dass die Stimmung unter den Leuten heute nicht so fröhlich ist wie sonst. Er hat daher versucht, gute Laune zu verbreiten, aber mit wenig Erfolg. Er macht sich nur kurz Gedanken über die trübe Stimmung, dann wischt er seine Bedenken beiseite und legt sich zu seinen Freunden auf die warmen Felsen am Fluss. Er lässt sich von der Sonne wärmen, während seine Gedanken sich wohlig auflösen und er in einen angenehmen Schlaf versinkt.

Zu dieser Zeit ist Pecunius im Wald unterwegs. Einen Hasen hat er schon geschossen, das wäre eigentlich genug, um

Der … . Weil Familien-Experten für alles eine Lösung haben.

Nie wieder Miete! Am besten mit …

seine Familie zwei Tage lang mit Fleisch zu versorgen, und das Fell reicht für eine Wintermütze. Doch Pecunius will mehr. Der Gedanke an die Pumpe treibt ihn vorwärts. Nach einiger Zeit gelingt es ihm, sich an eine Gruppe von Rehen heranzupirschen und eins mit einem gezielten Schuss zu erlegen. Normalerweise jagt man im Dorf solche großen Tiere nur in einer Gruppe von Jägern, und Pecunius wird bewusst, dass er alleine ist, als er sich daranmacht, das große Tier durch das Gestrüpp des Waldes in Richtung seines Hauses zu transportieren. Er versucht, das Reh auf dem Rücken zu tragen, aber es ist sehr schwer und er bricht unter der Last fast zusammen, da er ja auch noch den Hasen und seine Waffen zu schleppen hat. Schließlich entscheidet er sich dafür, aus Ästen eine Art Schlitten zu bauen, um darauf das Reh nach Hause zu ziehen.

Als Pecunius mit seiner Jagdbeute zu Hause ankommt, ist die Sonne schon untergegangen. Wegen des sperrigen Schlittens musste er einen Umweg machen und kam nur sehr langsam voran. Er ist erschöpft und schweißgebadet, seine Kleidung ist schmutzig und hat einen großen Riss, da er beim Ziehen des Schlittens an einem Ast hängen geblieben ist.

Pecunius´ Frau ist nicht begeistert. Sie war den ganzen Tag mit den Kindern allein und alle haben den Papa vermisst, der sonst mit ihnen gespielt und ihnen lustige Dinge gebaut hat. Als sie sieht, in welchem Zustand er sich befindet und wie viel Arbeit er ihr mitgebracht hat, verbessert sich ihre Laune nicht. Es ist schon spät, und beide Tiere müssen heute noch das Fell abgezogen bekommen, kleingeschnitten und über das Feuer gehängt werden, damit sie nicht verderben.

Pecunius erklärt seiner Frau, warum er soviel Fleisch mitgebracht hat. Er erzählt ihr von der Pumpe und was es bedeuten würde, wenn er und sie auch so etwas Besonderes besitzen würden. Pecunius´ Frau überlegt. Die Argumente ihres Mannes leuchten ihr ein. Es wäre schön, etwas zu besitzen, das gleichzeitig die Arbeit erleichtert und den Neid der Anderen hervorruft. Also zündet sie Kerzen an und macht sich an die Arbeit. Die Kinder bekommen heute keine Gutenachtgeschichte, dafür ist der Papa zu erschöpft und die Mama zu beschäftigt.

Einige Wochen später haben Pecunius und seine Frau ihr Ziel erreicht: sie haben das Fleisch und die Felle der erlegten Tiere auf dem Markt verkauft und können endlich auch eine Pumpe kaufen. Nach dem Nachbarn sind sie jetzt die zweiten im Dorf, die so etwas besitzen. Sie brauchen ihr Grundstück nicht mehr zu verlassen, um Trinkwasser zu bekommen. Sie haben jetzt zwar auch weniger Kontakt zu den anderen Leuten im Dorf, denen sie früher immer beim Wasserholen begegnet sind, aber dafür gibt ihnen die Pumpe das Gefühl, etwas Wertvolles zu besitzen, ja sogar selbst wertvoller zu sein, als würde etwas vom Glanz der Pumpe auf sie abfärben.

Die letzten Wochen waren zwar beschwerlich, aber es hat sich gelohnt.

Für Felix, den Narren, hat sich nichts verändert. Er bringt die Leute zum Lachen und bekommt dafür ein Bett für die Nacht und etwas zu essen. Manchmal fällt sogar ein abgelegtes Kleidungsstück für ihn ab. Das Leben ist schön, er ist umgeben von Freunden und lässt den Tag kommen, wie er kommt. Nur von Pecunius und dessen Familie hat er in letzter Zeit kaum etwas gesehen und gehört. Sie haben sich von der Gemeinschaft abgesondert und arbeiten viel. Sie haben jetzt auch eine Pumpe. Pumpen sind dem Narren völlig gleichgül-

„Ich schätze die einfachen Dinge im Leben. Essen, Schlafen, Geld verdienen.“ …, die entspannendste Geldanlage Deutschlands.

Alle sparen bei …

tig. Führt der Fluss nicht genug Wasser für alle? Ist es nicht wunderbar, jeden Tag Freunde und Bekannte beim Wasserholen zu treffen, zusammen zu lachen und die neuesten Geschichten zu hören?

Morgen beste Aussichten mit …

Noch ein paar Wochen später fällt Felix auf, dass weniger Menschen am Nachmittag mit ihm in der Sonne sitzen. Ja, ihre Zahl schrumpft sogar von Tag zu Tag. Viele scheinen jetzt mehr zu arbeiten, die Pumpenbegeisterung greift um sich. Nach und nach schaffen sich die meisten Dorfbewohner Pumpen an. Am Fluss findet sich nur noch eine kleine Schar zum Wasserholen und die sind, wie dem Narren auffällt, meist krank oder alt oder beides. Die Stimmung am Fluss ist nicht mehr fröhlich, daran können auch die Späße des Narren nur wenig ändern. Am Fluss sind nicht mehr alle, sondern nur noch die Übriggebliebenen: das Wasserholen hat seinen Reiz verloren.

Pecunius dagegen genießt sein neues Leben als Pumpenbesitzer. Er ist geachteter als früher, auch seine Frau wird von allen ehrerbietig gegrüßt. Die Arbeit hat bisher kaum nachgelassen, denn der Einbau der Pumpe hat Folgekosten nach sich gezogen, zum Beispiel möchten er und seine Frau jetzt zweimal in der Woche baden anstatt einmal wie bisher, dafür muss das Wasser ins Haus getragen und erhitzt werden, natürlich muss man auch erst noch Holz sammeln und hacken.

Das grüne Vergnügen: …

Nur die Kinder machen ihm Sorgen. Seit er und seine Frau so viel zu tun haben, sind die Kinder kaum noch zu Hause, sondern halten sich meistens bei anderen Familien in der Nachbarschaft auf. Zu ihm und seiner Frau sind sie oft frech.

Einige Zeit später beginnt auch die Achtung der Dorfgemeinschaft langsam, fast unmerklich nachzulassen, weil immer mehr Leute Pumpenbesitzer geworden sind. Eine Pumpe zu haben, ist fast schon normal!

Pecunius möchte das gute Gefühl, von der Dorfgemeinschaft respektiert und mit Ehrerbietung behandelt zu werden, nicht mehr missen. Er spürt, wie seine Bedeutung mit jeder neuen Pumpe im Dorf nachlässt.

Schon seit einiger Zeit stört ihn, dass er, nachdem er sauber und wohlriechend aus der Wanne kommt, seine alten Kleider wieder anziehen muss. Früher hat er darüber nie nachgedacht. Wie schön wäre es, wenn alle die Bedeutung von ihm und seiner Familie schon von weitem an der Kleidung erkennen könnten!

Schon am nächsten Tag macht er sich wieder auf die Jagd. Diesmal muss er weiter laufen, um Wild zu Gesicht zu bekommen, denn viele aus dem Dorf sind in letzter Zeit im Wald zum Jagen. Der Wald ist schon merklich leerer geworden. Doch nach einiger Zeit und einer guten Strecke Weges lacht Pecunius doch noch das Jagdglück. Mit einem Wildschwein schwer beladen kommt er abends nach Hause.

Einige Wochen später sitzt er mit seiner Familie beim Schneider in der nahegelegenen Stadt und alle lassen sich seidene Kleider anmessen. Der Stoff ist erlesen, die Farben sind märchenhaft schön.

Die ganze Familie sieht aus wie die Fürsten. Pecunius ist hochzufrieden.

Als sie so ausgestattet wieder im Dorf eintreffen, ist das Aufsehen groß. Alle wollen die Stoffe befühlen, die Farben preisen, ja am liebsten selbst anziehen. Nur mit Mühe kann Pecunius die Leute zurückhalten und die empfindlichen Stoffe

Wählen Sie aus den angesagtesten Schnitten die sechs aktuellen …

Sie gehen schließlich auch nicht im schwarzen Anzug zum Sport, oder? Der neue …

davor bewahren, gleich verschmutzt oder zerrissen zu werden.

Auch Felix erlebt das Eintreffen der Familie Pecunius mit. Die neuen Kleider sind wirklich prachtvoll, so bunt würde auch ein Narrenkostüm gut an ihm aussehen, denkt er, für einen Moment betrübt, während er an seinen zusammengewürfelten Kleidern herabblickt. Als er sieht, wie der Jäger seine erlesene Garderobe vor den Händen der Menschen zu schützen versucht, verliert sich sein Neid. Er zieht Umarmungen seidenen Roben vor.

Abschied nehmen lohnt sich. Mit der … Prämie Plus.

Was macht das mit uns? Auch wir leben in einer Welt, in der der Nachbar, bildlich gesprochen, Hosen aus Seide hat. Die Hosen glänzen schön, auch die Farben sind etwas Besonderes. Unsere Hosen sind dagegen gewöhnlich, aus gewöhnlichem Stoff, gewöhnliche Farben. Eigentlich sind unsere Hosen hässlich. Seidene Hosen sind viel schöner. Sie gehen allerdings auch schneller kaputt, aber bis dahin gibt es seidene Hosen in noch raffinierteren Farben und Mustern, die sind noch schöner, noch neuer, noch begehrenswerter.

So dreht sich die Spirale der materiellen Aufrüstung seit Tausenden von Jahren immer weiter, immer höher.

… fördert die Talente Ihres Kindes.

Vielleicht ist es irgendwann gewöhnlich, Auto zu fahren, selbst wenn das Auto noch so luxuriös ist. Vielleicht ist es besser, mit einer eigenen Schwebekabine zu reisen. Vielleicht sind irgendwann die Wasserhähne der Menschen aus Gold, nur Zurückgebliebene benutzen noch welche aus Edelstahl?

Vielleicht ist es gewöhnlich, nur ein Mal oder ein paar Mal im Jahr in den Urlaub zu fahren. Vielleicht ist Urlaub jedes Wochenende viel begehrenswerter, viel moderner und aufregender? Vielleicht blicken diejenigen, die jedes Wochenende in den Urlaub fliegen, auf die anderen herab, die sich das nicht leisten können?

Deshalb ist es wichtig, viel Geld zu haben. Wer viel Geld hat, hat die Anerkennung der anderen, die Bewunderung, den Neid.

Home is where the heart is. ...

Wie viele Menschen träumen vom berühmten Sechser im Lotto, denn dann haben sie tatsächlich das, was sie sich so sehr wünschen: die Anerkennung der anderen, die Bewunderung, den Neid.

Der materiell Aufrüstende wird angeschaut. Er wird bewundernd oder neidvoll angeschaut, vielleicht sogar missgünstig. Auf jeden Fall steht er im Blickpunkt der Aufmerksamkeit. Es ist gut fürs Ego, im Blickpunkt der Aufmerksamkeit zu stehen, auf jeden Fall. Das Ego will mehr davon!

Einfach mal abschalten: mit ... und ... .

Ein sehr wohlhabender Bekannter von mir sagte neulich: „Geld kann man nie genug haben!“ Er hat Recht, Geld kann man tatsächlich nicht genug haben, denn wenn man sich erst mal auf das Aufrüstungs-Spielchen eingelassen hat, verändert sich auch der Bekanntenkreis, und wieder gibt es überall Leute, die noch irgendetwas Besseres als man selbst vorzuweisen haben. So ist es weiterhin nie genug.

Es ist kaum zu glauben, wie viele sehr wohlhabende oder auch reiche Menschen von Ängsten geplagt werden; von Ängsten, ihr Geld zu verlieren, unter der Brücke zu landen, arm zu sein.

Oder nach dem, was wir hier eben durchdacht haben: wie logisch, dass auch so viele reiche Menschen unter diesen Ängsten leiden.

Bleiben wir mal bei den goldenen Wasserhähnen. Angenommen, Sie haben hart gearbeitet und sich goldene Wasserhähne einbauen lassen. Kurze Zeit später erfindet ein Chemiker einen neuen Kunststoff, und ein listiger Designer fertigt daraus etwas absolut Neues und Aufregendes. Wasser wird zu einem ganz neuen Wohlgefühl, wenn man diese Dinger im Bad hat!

Für Ihr Recht auf einen guten Morgen: ...

Ihre ollen goldenen Wasserhähne sind jetzt bestenfalls veraltet, eher sogar peinlich.

Es ist also essentiell wichtig, immer genug Geld vorrätig zu haben, um nicht abgehängt zu werden.

Wo kann ich also noch mehr Geld herkriegen, um weiterhin dabei zu sein?

Wie kann ich mehr Geld verdienen, gewinnen oder was auch immer, um nicht auf der Verliererseite zu landen?

Ob ... oder ..., bei uns sind Sie immer gut aufgehoben.

Gesetzt den Fall, dass Sie (noch) nicht zu den Menschen gehören, die goldene Wasserhähne haben. Auch in Ihrem Leben ist die materielle Aufrüstung jeden Tag präsent.

In welcher Wohngegend leben Sie? Zur Miete oder Eigentum? Wie groß ist Ihre Wohnung und wie ist sie eingerichtet? Wenn Sie einen Garten haben, wie sieht es darin aus?

Fahren sie ein Auto, wenn ja, welche Marke? Wie alt ist es? Oder haben sie mehrere Autos?

Wohin und wie oft fahren Sie in den Urlaub?

Welche Schuhe tragen Ihre Kinder, und, vor Allem: Auf welche Schule gehen sie?

Wie sind Sie gekleidet? Markenware oder Kaufhaus? Wie ist Ihr Haarschnitt, gehen Sie zur Kosmetik oder zur Maniküre?

Ganz wichtig: was machen Sie beruflich? Sind Sie Geschäftsführer einer bekannten Firma oder sind Sie arbeitslos?

Ihre eigene Bewertung dieser Fragen trägt entscheidend zu Ihrem Wohlbefinden bei (oder auch zu Ihrem Leid). Dazu kommt noch die Bewertung durch Ihr Umfeld, die aber – auch wenn Sie mir das vielleicht jetzt noch nicht glauben wollen – viel weniger wichtig für Ihr Wohlbefinden ist als Ihre eigene Meinung über Ihre Lage.

Werden Sie Ihr eigener ...-Direktor.

... gehören zu den genialen „Schön, dass es dich gibt" – Erfindungen.

Übung: Materielle Aufrüstung erkennen und loslassen

„Das Glück außerhalb von uns zu suchen
gleicht dem Warten auf Sonnenschein
in einer nach Norden gelegenen Höhle."

Tibetisches Sprichwort

Sie brauchen: ca. 30 Minuten Zeit, Zettel und Stift

Stellen Sie sich vor, Sie gewännen im Lotto, sagen wir mal, 5 Millionen Euro.

Was würden Sie mit dem Geld tun? Nehmen Sie sich jetzt mal die Zeit, um sich zurückzulehnen und das in Ruhe auszumalen und aufzuschreiben:

- Was fangen Sie mit dem Geld an?
- Was kaufen Sie?
- Was legen Sie an und wie?
- Verschenken Sie etwas? Wenn ja, an wen und wie viel?
- Wie verändert sich dadurch Ihr Freundeskreis / Ihre Hobbys / Ihr Urlaub?
- Wie geht es Ihnen damit?
- Wie schützen Sie Ihr Geld, damit es nicht gestohlen wird oder anderweitig verloren geht?

- Wer kümmert sich um Ihren neuen Besitz und hält ihn in Ordnung?
- Wer putzt alles? Wer organisiert die Ordnung?
- Stellen Sie sich vor, wie Ihre Familie, Ihre Freunde, Ihre Nachbarn auf die Nachricht Ihres plötzlichen Reichtums reagieren.
- Wie geht es Ihnen mit dieser Reaktion der anderen?
- Wer könnte jetzt alles Interesse an Ihnen bekommen, da Sie ja Geld zu verteilen haben?
- Wer könnte Sie alles anschnorren?
- Was machen Sie dann?

Bei intensiverer Betrachtung fällt auf, dass plötzlicher Reichtum nicht nur angenehme Seiten hat, genau wie auch der materiell Aufrüstende nicht nur Vorteile aus seiner Rolle hat.

Betrachten Sie auch Ihre schon vorhandene materielle Aufrüstung. Betrachten Sie, wie Sie sich abstrampeln, um der vermeintlichen Meinung Ihrer Nachbarn / Ihrer Freunde / Ihrer Eltern / der ganzen Welt über Sie zu genügen. Sie können dabei auch wahrnehmen, wie wir alle uns aus genau dem gleichen Grund abstrampeln – alle! Von weitem betrachtet, gleichen wir unzähligen kleinen herumwuselnden Ameisen, alle mit der Frage beschäftigt: wie kann ich besser sein als die anderen?

Das könnte doch wirklich ein Grund zum Kichern sein!

Mit diesem Kichern haben Sie jetzt die Gelegenheit, etwas (oder alles!) von diesem Aufrüstungswahn loszulassen.

Zugeschnitten auf Ihr Leben. Die …

Reinheit, die von innen kommt. Jeden Tag.

Vertrauen in die sanfte Kraft. …

Schließen Sie die Augen und stellen Sie sich vor, wie es aussieht, sich anhört, sich anfühlt, wenn Sie wollen auch wie es riecht und schmeckt, wenn dieser verrückte Wahn – oder sicherheitshalber erst mal ein Teil davon - jetzt von Ihnen abfällt.

Nur ein leistungsfähiger Mensch ist ein guter Mensch

„Eine Gesellschaft, die sich mehr leistet,
als sie sich leisten kann,
nennt man Leistungsgesellschaft."

Werner Mitsch

Für Ihr Kind nur die Nr. 1 …

Vielen Menschen erscheint es mehr und mehr sinnvoll, so früh wie möglich für die Leistungsgesellschaft vorzusorgen. Unsere Jüngsten sollten am besten schon vor dem Kindergartenalter mit der ersten Fremdsprache beginnen, damit im Kindergarten dann die zweite gelernt werden kann. Musikalische Frühförderung findet möglichst schon im Mutterleib statt, damit die Kleinen, von außen pädagogisch wertvoll beschallt, innen ein musikalisches Verständnis entwickeln können.

Das Abitur wäre spätestens mit 16 Jahren wünschenswert, damit mit 20 das erste Studium in einer Eliteuniversität im Ausland erfolgreich abgeschlossen werden kann.

Das will ich haben!

Die Schwierigkeit dabei ist, mit der Bildung am Ball zu bleiben, denn täglich passiert so viel Neues in der Welt und wird dank Internet in rasender Geschwindigkeit überall verbreitet, dass man kaum nachkommt. Auch gilt es, vorausschauend das zu lernen, was in 10 Jahren einen Wettbewerbsvorteil versprechen könnte. Das wird stressig, vor allem, wenn man gleichzeitig noch das „normale" Schulwissen inhalieren soll.

Wenn das „Grundwissen" nach langer Zeit mehr oder weniger erfolgreich im Kopf angekommen ist und sich das ganze Dasein an die Turbowelt angepasst hat, hat man dann in den Monaten oder Jahren der Arbeitslosigkeit viel Gelegenheit, sich über sein eigenes „Versagen“ Gedanken zu machen.

Viele meiner Patienten sind solche ehemaligen „Turbokinder“, die dann im Erwachsenenleben unter Depressionen leiden und mit ihrem Leben nicht zurechtkommen.

Sie wollen doch die besten Chancen für Ihre Kinder? Dann melden Sie sie an der … an.

Der Schweizer Arzt Remo Largo leitete fast 30 Jahre lang die Abteilung „Wachstum und Entwicklung“ an der Universitätskinderklinik in Zürich.

Er hat jahrelang die Entwicklungsschritte von Kleinkindern studiert und dann versucht, sie vor der Zeit „einzutrainieren“. Es hat kein einziges Mal geklappt. Zum Beispiel bildet sich im Zeitraum zwischen dem 19. und 26. Lebensmonat die Fähigkeit heraus, Formen und Farben zu unterscheiden. Largo und seine Kollegen versuchten, es den Kindern früher beizubringen – ohne Erfolg.

Largo sagt: „Die Kinder sind die Gleichen geblieben. Nur die Toleranz der Eltern hat abgenommen.“

Unsichere Eltern mit Ängsten übertragen diese Ängste auf ihre Kinder. Angst, den Anschluss zu verlieren, Angst, zu versagen.

… ist der Mittelpunkt der Familie.

Eigensinnige Kinder mit trotzigen Charakterzügen werden sich gegen den Leistungsdruck auflehnen und ihren Eltern Contra geben.

Die ruhigen, weniger Selbstbewussten werden sich von der Angst anstecken lassen.

Das Beste, was wir für unsere Kinder tun können, ist, ihnen viel von unserer Zeit zu schenken: Zeit für Spiele, Zeit für Vorlesen, für Gespräche, Zeit, um die Natur zu erkunden. Zeit, um unseren Kindern das Gefühl zu vermitteln, dass sie geliebte und geschätzte Mitglieder der Gesellschaft sind und dass wir ihnen das Vertrauen schenken, aus ihrem Leben das Richtige für sich zu machen.

Diese beiden … leisten immer Beistand, wenn Abstellfläche fehlt.

Wie viele Menschen verharren in einem ungeliebten, stressigen Job, um ihren hohen Lebensstandard halten zu können, das geleaste Sportcabriolet abzubezahlen, nach außen hin den Schein des Erfolgreichen aufrecht zu erhalten?

Wie viele Menschen „halten durch“, bis die Rente erreicht ist, damit sie dann zu krank und desillusioniert sind, um das zu genießen, was sie sich in jahrzehntelanger Quälerei angespart haben?

Möchten Sie das für sich selbst und für Ihre Kinder?

„Erst kommt die Arbeit, dann das Vergnügen.“ Dieses alte Sprichwort haben sich leider viel zu viele Menschen zu Eigen gemacht, denn es bedeutet, dass Arbeit keinen Spaß machen darf. Arbeit muss hart und quälend sein, sonst darfst Du kein Geld dafür nehmen!

Geld kann wunderschön sein und eine Menge Spaß machen. Nur - der Sklave einer materiellen Aufrüstung zu sein, macht keinen Spaß mehr. Dann ist Geld nicht mehr Lust, sondern Last, nicht mehr Freiheit, sondern Druck.

Stilbewusste Frauen verführen jetzt mit federleichten …

Wer Sklave der materiellen Aufrüstung geworden ist, befindet sich ganz genauso im Hamsterrad wie der Beamte, der seinen Job hasst, aber Angst hat, seine Pension und damit seine Sicherheit zu verlieren, wenn er etwas Neues wagt, sich selbst verwirklicht. Dabei muss nicht jede Selbstverwirklichung mit akuter Verarmung enden; viele bedeutende und fast alle glücklichen Karrieren sind aus Selbstverwirklichung geboren.

Kennen Sie das Zitat des berühmten Weisen Konfuzius?

„Wenn Du liebst, was Du tust, wirst Du nie mehr in Deinem Leben arbeiten.“

Statussymbole

„In Deutschland ist die höchste Form der Anerkennung der Neid."

Arthur Schopenhauer

„Mein Haus, mein Auto, mein Boot."

Wer kennt nicht diese Werbung, die schon fast zu einem Sprichwort geworden ist, und mit der der Mann in dem Spot „beweist", dass er es zu etwas gebracht hat im Leben.

Aber die Geschichte geht noch weiter: Der Gesprächspartner des Mannes kontert nämlich mit:

„Mein Haus, mein Auto, mein Boot, mein Pferd und meine Pferdepflegerin!"

Damit wird der „Erfolg" des ersten Angebers relativiert, schlechtgemacht, ist minderwertig.

Solche Geschichten gibt es im Leben jedes Menschen. Nicht unbedingt so plakativ wie in diesem Beispiel, aber dennoch treffend, manchmal bis ins Mark.

Ob es um Wissen geht:

„Hast du noch nicht davon gehört, dass …"

Oder um Bildung:

„Haben Ihre Kinder es nicht auf das Gymnasium geschafft?"

Oder um das Thema Wohnen:

Abenteuerlustig? Dieses … verspricht jede Menge Aufregung.

… macht jedes Gericht zum Gedicht.

Tagsüber strahlen, nachts verführen. Die neuen Looks von …

„Ach, ihr wohnt zur Miete? Wir haben uns ja schon lange ein Haus gekauft."

Oder Einrichtung:

„Wir hatten früher auch mal so ein Sofa. Das ist natürlich schon lange auf dem Sperrmüll."

Oder Auto:

„… solche alten Rostlauben sollte man verbieten! Oh, Entschuldigung, ihr habt ja auch so eins!"

Oder Urlaub:

„Waren Sie noch nicht in / auf … ?"

Oder Kleidung:

„Peinlich, wie die rumläuft!"

Oder Schönheit:

Das … bleibt im Schrank, denn jetzt ist … heiß.

„Mit so einer Nase würde ich mich verkriechen!"

Oder Gewicht:

„Ich habe schon immer Größe 36, da braucht man nur etwas Disziplin!"

Oder Partnerschaft:

„Wenn *ich* Single war, dann immer nur freiwillig!"

Oder Technik:

„Was, du hast noch so ein altes Ding?"

Oder, oder, oder…

Wenn Sie eine 30-Meter Yacht besitzen, gibt es bestimmt jemand, der eine 35-Meter-Yacht hat und Sie das spüren lässt.

Wenn Sie einen Palast am Meer mit 40 Zimmern haben, gibt es bestimmt jemand, der 2 Paläste sein Eigen nennt und Sie alt aussehen lässt.

Wollen Sie wirklich zu Leuten dazugehören, die so reden und sich so destruktiv benehmen?

Jemand, der für die Erhöhung seines eigenen Status darauf angewiesen ist, dass andere kleiner daherkommen, zeigt einen deutlichen Mangel an Selbstbewusstsein.

Geld und Güter können Ansehen vermitteln und damit indirekt das Ego stärken, ein starkes Ego ist aber abhängig von Äußerlichkeiten wie Bewunderung, Neid und Anerkennung. Wenn diese wegfallen, stürzt das Ego mit ab.

Das kann man oft sehr tragisch bei manchen Berühmtheiten beobachten, wenn der Ruhm nachlässt: um das Ego zu stützen, wird alles unternommen, was irgendwie ins Rampenlicht führt, egal wie würdelos und lächerlich.

Das haben Sie doch gar nicht nötig!

Wenn Sie es nicht eilig haben, Ihr wahres Alter zu zeigen. …

Interessanterweise beneiden wir auch die Menschen, die sich aus diesem Hamsterrad des Mehr-Schneller-Weiter verabschiedet haben, solange sie das mit Würde und Selbstbewusstsein vertreten.

Ein Statussymbol kann zwar sein, wenn jemand sagt:

„ Ich hab diese Woche keine Zeit, bin total im Stress, der Vorstand wartet auf meine Beurteilung!“

Die neue Königin der Genüsse!

Schönheit ist Faszination. Perfekt gestylt mit …

Genauso beneidenswert kann aber auch folgende Aussage sein:

„Heute ist so schönes Wetter, da lasse ich es mir richtig gut gehen und lege mich draußen in die Hängematte!"

Alexander von Schönburg[20] beschreibt das sehr treffend in seinem amüsanten Buch: „Die Kunst des stilvollen Verarmens":

„Wer sich ein neues Auto leisten konnte, war ein wertvolles und fleißiges Mitglied der Gesellschaft, wer mit einer alten Karre durch die Gegend kutschierte, ein fauler, unfähiger Taugenichts. Nach der kapitalismusgläubigen Weltsicht ist man geradezu zum Konsum verpflichtet, denn dieser ist das sichtbare Zeichen von Fleiß. Materieller Überfluss war also lange geradezu eine Frage des bürgerlichen Anstands und der Ehre. Glücklicherweise hat sich das vollkommen geändert. Wer im Überfluss schwelgt, gilt als suspekt (Russe? Zuhälter? Tanjana Gsell?), wahrer Luxus besteht vielmehr in der Selbstbehauptung gegen den Konsumzwang, der, wie sich herausgestellt hat, unser Leben eher belastet als bereichert."

… - erfrischend natürlich.

Entscheidend ist, mit wie viel Selbstwertgefühl und Klarheit die eigene Entscheidung rübergebracht wird.

Fazit:

Wir beneiden in erster Linie das Selbstbewusstsein, das jemand hat, und nur in zweiter Linie seine materiellen Güter.

Der wahre Wert ist der Selbstwert.

Cool – Du hast ja viel Geld!

Tobias Amann ist 16 Jahre alt. Er geht in die 10. Klasse einer Gesamtschule. Seine Noten sind mittelmäßig bis gut, sodass er wahrscheinlich mit Ende des Schuljahres in die Oberstufe versetzt wird, um schließlich sein Abitur zu machen.

Tobias´ Eltern sind zwar seit langem getrennt, haben aber einen distanziert - freundschaftlichen Kontakt zueinander. Von Montag bis Freitag wohnt Tobias bei seiner Mutter ganz in der Nähe der Schule, am Wochenende fährt er zu seinem Vater, der in der nächsten Kleinstadt lebt. Er hat keine Geschwister.

Der Stärkste - Jetzt hier kaufen!

Beide Eltern sind ganztags berufstätig und verdienen recht gut. Seine Mutter ist eine erfolgreiche Sportmasseurin und viel unterwegs, um mit ihrer mobilen Behandlungsliege Haus- und Vereinsbesuche zu machen. Sein Vater hat ein eigenes Geschäft für Fahrradreparaturen und -verkauf.

Dort hilft Tobias an Samstagen ab und zu in der Werkstatt mit und bekommt dafür von seinem Vater ein wenig Geld.

Im Verkaufsraum ist Tobias nicht gerne, denn seine Schüchternheit ist ihm peinlich. Wenn ihn Kunden ansprechen, wird er oft rot und das verstärkt seine Scham noch.

Neues entdecken. … .

Auch in der Schule hat Tobias mit seinem mangelnden Mut Probleme. Wenn er vor der Klasse steht und sprechen soll, bricht ihm der kalte Schweiß aus, und oft machen sich die anderen auch über sein Rotwerden lustig. Er ist an sich nicht unbeliebt, hat auch zwei gute Freunde (leider beide ebenfalls schüchtern), aber er wünscht sich mehr Stärke und Anerken-

… so, wie es dir passt.

…. Und Sie bestimmen, wo´s langgeht!

nung. Eine Freundin hat er zu seinem Bedauern auch noch nicht.

Zum Geburtstag bekommt er von seinen Eltern das neueste und angesagteste, sehr teure Handy mit allen möglichen Funktionen geschenkt. Die Reaktion seiner Mitschüler auf dieses Geschenk überrascht ihn: Sogar Yannick, der coolste Junge der Klasse, der sonst fast nie mit ihm spricht, interessiert sich plötzlich für ihn. Auch die anderen, sogar die Mädchen, kommen und fragen, ob sie das Handy mal anschauen dürfen. Auf einmal steht Tobias auf eine sehr erfreuliche Weise im Mittelpunkt. Er strahlt. Diese Aufmerksamkeit ist sogar noch besser als das Handy!

Die nächsten Tage ist Tobias sehr glücklich. Er hat weiterhin mit Yannick und den Mädchen Kontakt und erstaunlicherweise bessert sich dadurch auch seine Schüchternheit.

Einige Zeit später stellt Tobias fest, dass das Thema Handy langsam an Bedeutung verliert und seine neuen Bekanntschaften drohen, sich wieder aufzulösen. Das möchte er um jeden Preis verhindern. Er hat gehört, dass die anderen von einem Computerspiel gesprochen haben, das gerade neu auf den Markt gekommen ist. Es ist sehr teuer. So viel Geld hat Tobias nicht. Auch sein Gespartes auf der Bank würde dafür nicht reichen, allerdings fehlt nicht mehr viel.

Kurz entschlossen geht er zur Bank und hebt sein Geld ab. Am Samstag arbeitet er den ganzen Tag in der Fahrradwerkstatt, dann hat er genug verdient, um das Computerspiel zu kaufen.

Seine Klassenkameraden sind begeistert. Yannick und die Mädchen kommen sogar zu ihm nach Hause, um das Spiel zusammen zu spielen. Endlich fühlt sich Tobias anerkannt und geschätzt. Er wird immer selbstsicherer, sogar das Rotwerden lässt nach.

Ein paar Wochen später werden die Besuche seiner neuen Freunde spärlicher. Das Computerspiel hat an Reiz verloren. Inzwischen ist ein weiteres Spiel auf dem Markt, das sensationelle Neuerungen zu bieten hat. Als Tobias damit ankommt, sind die Freunde zuerst sprachlos. Dann sagt Yannick: „Cool – du hast ja viel Geld!“

Am nächsten Tag bemerkt Tobias´ Vater bei der Wochenabrechnung, dass ihm ein größerer Betrag in der Kasse fehlt.

.... Man gönnt sich ja sonst nichts.

Tobias hat seinen Selbstwert auf die Reaktionen seiner Mitmenschen gegründet. Wenn er von den Mitschülern Aufmerksamkeit erfährt, fühlt er sich aufgewertet. Sein eigenes Vertrauen in sich ist allerdings noch zu schwach ausgeprägt.

Nur für Hektik ist hier kein Platz: ...

Die Chance von Tobias´ Vater besteht jetzt darin, seinem Sohn zur Seite zu stehen, wenn er dessen Diebstahl bemerkt. Vorwürfe oder Strafen würden jetzt die Gefahr eines vorübergehenden Abbruchs des Vater-Sohn-Kontaktes bergen.

Tobias´ Vater kann helfen, das Selbstvertrauen seines Sohnes zu stärken. Das kann durch gemeinsame Unternehmungen geschehen, auch gemeinsam bestandene Abenteuer oder Erlebnisse heben das Selbstbewusstsein.

Er kann seinen Sohn spüren lassen, dass er ihn schätzt und ihm vertraut. Auch Gespräche über die Jugendzeit des Vaters und die damaligen Probleme und Schwierigkeiten können helfen, Tobias´ erwachende männliche Identität zu stärken.

… . Alles für diesen Moment.

Tobias muss natürlich das genommene Geld zurückzahlen. Das kann geschehen, indem ihn sein Vater mehr in die Verantwortung des Betriebes einbindet und ihm im Rahmen der Arbeit auch geschäftliche Entscheidungen überlässt.

Es kann sein, dass die Freundschaften zu den beliebten Mitschülern dank Tobias´ erstarktem Selbstvertrauen auch ohne neue „materielle Bestechungen“ bestehen bleiben. Falls nicht, hat Tobias inzwischen genug eigene Ressourcen gebildet, um neue und rundum befriedigende Freundschaften aufzubauen.

Was ich mir selbst wert bin, brauche ich mir nicht zu kaufen

„Ein bisschen Freundschaft ist mir mehr wert als die Bewunderung der ganzen Welt.“

Otto von Bismarck

Das Kaufprotokoll

Ein unverzichtbarer erster Schritt für uns ist, zwischen unangemessenen und angemessenen Einkäufen zu unterscheiden. Dabei kann es sehr hilfreich sein, sich mir anderen Kaufsüchtigen auf Entzug zusammenzutun und sich gegenseitig auf die Unsinnigkeit mancher Kaufvorhaben hinzuweisen. Unsere Gefühle beim Kauf sind dabei ein zuverlässiger Wegweiser.

Wichtig ist, zu erkennen, wann genau Sie solche Kaufsuchtanfälle haben und ein Ventil finden, diesen Impuls anders auszuleben – zum Beispiel Freunde zu treffen, Sport zu treiben oder vielleicht auch – nach reiflicher Überlegung - den Job zu wechseln oder sich fortzubilden.

Das können Sie herausfinden, in dem Sie sich sehr genau beobachten und Kaufprotokolle führen.

Dazu muss eine Zeitlang *täglich* dokumentiert werden, was für welchen Preis gekauft wurde, außerdem welche Gedanken und Gefühle dabei eine Rolle spielten.

Ein typisches Kaufprotokoll unserer Musterfrau für einen Tag könnte folgendermaßen aussehen:

Schmutz und Co setzen Ihrem … auf Dauer ganz schön zu. Höchste Zeit für ein kleines Pflegeprogramm mit … .

Perfektion beginnt im Detail. ...

22.3. 9.30 Uhr: Die Kollegin hat ein schickes schwarzes Oberteil an, das ihr sehr gut steht. Fühle mich unattraktiv. Shoppe in der Frühstückspause im Internet, kaufe ein ähnliches Teil für 39,90 Euro.

13.45 Uhr: In der Mittagspause gehen die meisten in ein Restaurant, das ich nicht mag. Mir ist langweilig und ich fühle mich alleingelassen. Kaufe in der Drogerie drei Lippenstifte und vier Nagellackfläschchen für 46,19 Euro.

17.10 Uhr: Noch schnell zum Discounter Lebensmittel besorgen. Kaufe das Notwendigste (Brot, Butter, Käse, Milch) für 13,34 Euro. Im Angebot sind Gartenartikel. Mein Garten ist verwildert, peinlich. Ich sehne mich nach einem richtig schönen Garten zum Wohlfühlen. Die Bewegung würde mir auch gut tun. Kaufe eine neue Hacke, Arbeitshandschuhe und 12 Blumentöpfe mit Frühlingspflanzen für 62,48 Euro.

Jetzt für später vorsorgen. Mit dem neuen .... .

Am Ende des Tages stehen auf der Notwendig-Seite 13,34 Euro für Lebensmittel.

(Aufgepasst: auch bei Lebensmitteln gibt es Shopoholics, auch hier ist eine genaue Unterscheidung zwischen wirklich Notwendigem und Zusatzkäufen wichtig. Entscheidend ist, welches Gefühl Sie zu den Käufen treibt.)

Auf der Seite der emotionalen Käufe stehen am Ende des Tages 148,67 Euro.

Die Gefühle dabei waren:

- Fühle mich unattraktiv.

- Mir ist langweilig, fühle mich alleingelassen.
- Peinlichkeit wegen des verwilderten Gartens. Sehne mich nach einem Wohlfühlgarten und Bewegung.

…. . Alles außer gewöhnlich.

Nach unserer Bedürfnispyramide fehlt es also an folgenden Stellen:

- Anerkennung, Stufe 4 (Fühle mich unattraktiv)
- Anregung und Gruppenzugehörigkeit, Stufen 1 und 4 (langweilig, allein gelassen)
- Anerkennung, Lebenssicherheit und Freiheit, Stufen 4, 3 und 1. (Peinlichkeit, Wohlfühlen, Bewegung)

Geordnet nach Stufen würde das bedeuten:

- Auf der elementarsten Ebene fehlt es an Anregung und Freiheit.
- Danach herrscht Mangel an Lebenssicherheit.
- Auf der dritten Ebene fehlt es an Gruppenzugehörigkeit.
- Gleich doppelt fehlt es auf der vierten Ebene: 2x Anerkennung.

Ohne … wäre das Leben ganz schön fade.

Unsere Musterfrau sollte versuchen, diese Bedürfnisse real zu befriedigen, anstatt sie auf dem teuren Umweg des Konsums vorübergehend zu betäuben.

Wer will, der kann. …

Sie könnte zum Beispiel an den Abenden und / oder am Wochenende eine Gruppenaktivität machen. Wenn sie Badminton mag, könnte sie an den Abenden im Verein spielen, damit würden sogar alle fehlenden Punkte „aufgefüllt". Sie hätte eine neue Gruppenzugehörigkeit (der Verein, die Mitspieler), durch das Lernen und Üben hätte sie das Gefühl der Anregung, Badminton lässt sich bei schönem Wetter auch prima draußen spielen, außerdem schüttet Bewegung Glückshormone aus (Freiheit). Je mehr sie spielen würde, desto besser würde sie werden. Das schafft Anerkennung. Ihr Selbstwertgefühl würde wachsen, sie hätte ihren Tag besser unter Kontrolle, das vermittelt Lebenssicherheit.

Übung: Sagen Sie „STOP“ zur Fremdbestimmung

„Wer einen Sieg über andere erringt, ist stark.
Wer einen Sieg über sich selbst erringt, ist mächtig.““

Lao Tse

Um vom Shoppingzwang frei zu werden, helfen einfache Mittel. Wenn der Kaufimpuls kommt, können wir ein gedankliches Stopschild hochhalten und uns damit daran erinnern, dass WIR es sind, die hier die Richtung bestimmen.

Der neue .. . Und der Raum gehört Ihnen.

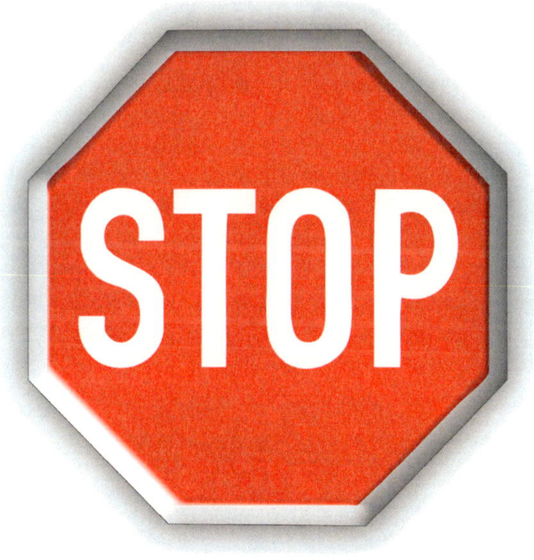

Von … bekommt man nie genug.

Dazu gibt es eine effektive Übung aus dem Mentaltraining, die ich auch gerne in der Therapeutischen Hypnose anwende:

Nehmen Sie in einem Sessel oder auf einem Sofa eine ganz bequeme Sitzhaltung ein, schließen Sie die Augen und stellen Sie sich alle Merkmale Ihres ganz persönlichen, machtvollen Stopschildes vor. Benutzen Sie dazu alle Sinne:

- Wie sieht Ihr Stopschild aus? Wie groß ist es?
- Wie fühlt es sich an? Aus welchem Material ist es?
- Können Sie die Macht dieses Schildes wahrnehmen, die Stärke? Wie ist das? Können Sie diese Macht an manchen Körperstellen stärker spüren als an anderen?
- Hören Sie etwas Positives in Ihrer Vorstellung, wenn Sie das Schild hochhalten? Wenn ja, was ist es?
- Vielleicht können Sie auch einen passenden Geruch dazu wahrnehmen? Wenn ja, was ist es?

Sie haben keinen eigenen Garten? Dann holen Sie sich doch einen ins Haus – mit …

Wenn es Ihnen schwer fällt, sich alle Fragen zu merken, können Sie auch einen Freund bitten, Ihnen die Fragen vorzulesen, oder die Fragen auf Ihrem Handy, MP3 oder der klassischen Kassette aufnehmen und abspielen. Achten Sie dabei darauf, dass Sie genügend Zeit haben, sich jede Antwort genau vorzustellen.

Durch diese Übung verstärken Sie die Macht des Stopschildes und passen sie individuell an Ihre Bedürfnisse an.

Je deutlichere und intensivere Bilder und Emotionen Sie bei der Übung haben, desto besser. Wenn sich bei einer Frage gar nichts an Gefühl oder Vorstellung einstellen will, gehen Sie einfach zur nächsten über.

Sie haben jetzt ein machtvolles Instrument zur Verfügung, um jederzeit und ohne Abhängigkeit von äußeren Umständen den Kaufimpuls zu stoppen.

Wenn Sie einen Shoppingzwang spüren, machen Sie für ein paar Sekunden die Augen zu und denken Sie an Ihr spezielles Stopschild und dessen machtvolle Details.

Im Anschluss lenken Sie sich am besten mit befriedigenden, kostenlosen Tätigkeiten ab. Das könnte sein:

- Spazieren gehen in der Natur
- Schlafen
- In der Sonne sitzen
- Mit Freunden sprechen
- Kuscheln
- Schreiben oder Malen
- Etwas lernen
- …, …, …

Himmlisch bequem weich – das … bleibt dank seiner zeitlosen Form ein Freund fürs Leben.

Kleider machen Leute

Gute-Laune-Garant: der …

Denise Yilmaz liebt schöne Kleidung. Sie ist 21 Jahre alt und arbeitet in einer Filiale einer Bekleidungskette. Weil sie die Schule ohne Abschluss abgebrochen hat, war sie froh, trotzdem eine Anstellung in der Modebranche zu finden. Ihre Aufgabe ist das Auffüllen der Regale und Kleiderständer, der Verdienst ist minimal. Sie wohnt noch bei ihren Eltern und teilt sich dort ein Zimmer mit ihrer jüngeren Schwester.

Die Stimmung zu Hause ist oft schlecht, die Eltern streiten viel, und das Geld ist knapp. Oft fehlt das Nötigste, sodass die Eltern auch auf die Einnahmen der Kinder angewiesen sind, um die Wohnung zu halten. Denise Yilmaz ist das dritte von vier Geschwistern. Sie hat zwei ältere Brüder, von denen einer auch noch zu Hause wohnt. Gerne würde sie in eine eigene Wohnung ziehen, das kann sie sich von ihrem Verdienst aber nicht leisten. Sparen ist auch kaum möglich, weil sie so viel an die Eltern abgeben muss.

Sie träumt davon, einen reichen Mann kennen zu lernen, der sie mitnimmt, heiratet und mit dem sie in einem schönen Haus leben kann. Sie hat schon viele Komplimente wegen ihres Aussehens und ihrer Figur bekommen, doch leider war von den jungen Männern, die bisher an ihr Interesse zeigten, keiner auch nur halbwegs wohlhabend.

Das …, ein Paradies für Tagträumer!

Wenn sie Feierabend hat, bummelt sie gerne noch an den Geschäften der Modedesigner vorbei und stellt sich vor, wie es wäre, zu den Frauen dazuzugehören, die hier einkaufen. Sie beobachtet die Kundinnen, die in sportlichen Cabriolets vorfahren, studiert ihren Gang, ihr Auftreten.

Wenn sie ihr eigenes Outfit mit dem dieser Frauen vergleicht, wird ihr klar, warum sie den richtigen Mann nicht kennen lernt. Sie passt von der Kleidung einfach nicht dazu.

Einige Wochen später erwähnt sie dieses Problem gegenüber einem Bekannten ihres Bruders. Zu ihrer Überraschung nimmt er sie ernst und erzählt, dass er einen Freund hat, der ihr einen Kredit vermitteln könnte. Wenn sie dann geheiratet hat, könne sie das Geld ja bequem wieder zurückzahlen.

Frau Yilmaz ist begeistert. Sie nimmt sich den nächsten Tag Urlaub und wird gleich am Morgen von dem Kreditvermittler abgeholt. Sie muss einige Papiere unterschreiben, im Anschluss bekommt sie 10.000 Euro in bar ausgezahlt. Noch nie hat sie so viel Geld in der Hand gehabt. Einen Teil versteckt sie in ihrem Zimmer, mit dem restlichen Geld geht sie einkaufen. Endlich kann sie die Geschäfte betreten, die sie schon so lange sehnsüchtig beobachtet hat. Die Verkäuferinnen betrachten sie zwar erst misstrauisch, aber als sie dann gleich mehrere sexy Oberteile und einen Rock kauft und bar bezahlt, werden sie freundlicher. Denise Yilmaz fühlt sich wie im siebten Himmel. Gleich im Anschluss geht sie in das Designer-Schuhgeschäft und kauft zwei Paar Schuhe mit extra hohen Absätzen.

Sie versteckt die Tüten bei ihrer Freundin. Abends geht sie dorthin, um sich für das Ausgehen schick zu machen. Vorher hat sie noch Make-up und andere Schminksachen gekauft. So verwandelt nimmt sie ihren ganzen Mut zusammen und fährt mit dem Taxi in einen der noblen Clubs am Stadtrand. Es ist ihr etwas peinlich, dass sie nicht in einem eigenen Wagen vorfahren kann, deshalb lässt sie sich an der Ecke absetzen. Der Eintritt und die Getränke sind sehr teuer.

Schieben Sie wichtige Anschaffungen nicht vor sich her! Mit einem Kredit von …

Sie strahlen mit der Sonne um die Wette: … und … .

Optimaler Farbeinsatz: wählen Sie Trendfarben wie … oder …

An diesem Abend lernt sie einen Mann kennen, der sehr reich zu sein scheint. Er lädt sie zu verschiedenen Getränken ein und will sie gleich im Anschluss mit in sein Hotel nehmen. Das lehnt Frau Yilmaz aber ab. Sie möchte keinen falschen Eindruck erwecken. Daraufhin fällt dem Mann plötzlich ein, dass er noch einen Termin hat und schnell weg muss. Nach ihrer Telefonnummer fragt er nicht.

Als Denise Yilmaz nach Hause kommt, ist es drei Uhr nachts. Todmüde fällt sie ins Bett. Am nächsten Morgen schafft sie es nicht, aufzustehen und meldet sich krank.

Innerhalb einer Woche besucht Frau Yilmaz fünf verschiedene Clubs der gehobenen Kategorie. Weil das Wetter kühler wird, war sie inzwischen noch zwei Mal in Designergeschäften, um ihr Outfit der Temperatur anzupassen. Das Geld ist fast komplett aufgebraucht, aber Mr. Right hat sie noch nicht kennen gelernt.

Ihre Arbeit hat sie gekündigt, denn nach den anstrengenden Abenden schafft sie es nicht, auch noch acht Stunden im Laden zu stehen. Ihre langsam aufkeimenden Zweifel an ihrem neuen Leben wischt sie beiseite. Sie hat schließlich ein Ziel: Heiraten.

Hier lässt sich Schönes prima zur Schau stellen!

Ihren Eltern erzählt sie, dass sie eine neue Arbeit in einem teuren Club gefunden hat. Zum Glück fragen sie nicht genauer nach, Frau Yilmaz muss also keine weiteren Geschichten erfinden.

Bald darauf erscheint der Bekannte ihres Bruders wieder bei ihr und will 500 Euro Zinsen haben. Sie ist schockiert. Sie wusste nicht, dass sie so schnell so viele Zinsen bezahlen muss. Als sie ihm erklärt, dass sie nicht so viel Geld hat, bietet er ihr einen weiteren Kredit an. Denise Yilmaz sagt zu und unterschreibt weitete Papiere. Sie erhält daraufhin wieder 10.000 Euro, abzüglich der 500 Euro Zinsen, also 9.500 Euro.

Zwei Monate später ist auch der nächste Kredit fast aufgebraucht. Sie hat wieder Zinsen bezahlen müssen, doch zum Glück hatte sie das Geld dafür schon zurückgelegt.

Funkelnde Lichter entführen Sie in pulsierende… . Zeit für einen …

Jeder Gang in ein Designergeschäft ist wie ein Rausch, wie ein anderes Leben. Frau Yilmaz wird inzwischen sehr zuvorkommend bedient, man kennt sich.

Das einzige Problem ist: Den Mann zum Heiraten hat sie immer noch nicht kennen gelernt. Sie hat viele Männer getroffen und viele wollten mit ihr die Nacht verbringen. Jedes Mal hat sie abgelehnt, obwohl sie inzwischen unschlüssig ist, ob sie die richtigen Männer mit ihrer Weigerung vielleicht vertrieben hat.

Der Drang, noch mehr Schuhe, Kleidung und Accessoires zu kaufen, wird wöchentlich größer.

Als der Bekannte ihres Bruders das nächste Mal vorbeikommt, ist er nicht mehr so freundlich wie vorher. Als sie ihm kein Geld geben kann, ohrfeigt er sie so hart, dass sie zu Boden geht. Er droht ihr an, falls sie nicht bis in drei Tagen 1000 Euro für ihn habe, müsse sie das Geld abarbeiten und für ihn anschaffen gehen.

… verbreitet Eleganz.

Denise Yilmaz weint die ganze Nacht. Am nächsten Morgen flieht sie zu ihrer Freundin. Als diese hört, was passiert ist, schnappt sie sich die schluchzende junge Frau und schleppt sie zur Polizei.

Die Beamten fragen sie, ob sie Anzeige wegen Körperverletzung erstatten möchte. Das lehnt Frau Yilmaz ab. Sie hat

Angst vor Rache. Schließlich schicken sie die Polizisten zu einer Schuldnerberatungsstelle.

3 Monate später:

Denise Yilmaz hat so lange bei ihrer Freundin übernachtet, bis sie einen Anwalt kontaktiert hatte, der auf Schuldnerberatung spezialisiert ist. Der Anwalt hat mit den Kreditgebern eine Ratenzahlung ausgemacht. Nach seinem Hinweis, dass Wucherzinsen und Körperverletzung strafbar sind, haben diese schnell eine Zahlung in kleinen Raten akzeptiert.

16 Millionen Höchstgewinn – das hat nur die …

Frau Yilmaz hat sich bei der Arbeitsagentur beraten lassen und macht eine kostenlose Fortbildung, um ihren Hauptschulabschluss nachzuholen. Um die Entzugserscheinungen ihrer Kaufsucht in den Griff zu bekommen, hat sie sich einer Selbsthilfegruppe angeschlossen, deren Teilnehmer sich gegenseitig bei Kaufanfällen zur Seite stehen.

Am Wochenende arbeitet sie abends in einer Szenekneipe an der Bar. Seit neuestem hat sie einen festen Freund, der zwar „nur" Kfz-Mechaniker ist, sie aber auf Händen trägt. Sie plant, bald in seine kleine Wohnung mit einzuziehen.

Unser aller Neurosen

„Nur wer sein Ziel kennt, findet den Weg.“

Lao Tse

Leider haben die meisten von uns in ihrem Leben mindestens eine, oft auch mehrere traumatische Erlebnisse gehabt, das heißt Erlebnisse, die uns noch lange auf unangenehme Weise „nachhängen“. Die Gefühle dieser traumatischen Erlebnisse sind in uns gespeichert und kommen, wenn das Trauma nicht angemessen verarbeitet wurde, bei als „ähnlich“ empfundenen Gelegenheiten wieder hoch.

Mit anderen Worten: Manche Situationen scheinen objektiv betrachtet gar nichts mit einem vergangenen Trauma zu tun zu haben, werden aber dennoch auf einer Gefühlsebene so wahrgenommen. Dann spult sich unter Umständen eine ganze „Gefühlslawine“ der alten Traumasituation ab, ohne dass die Betroffenen verstehen, warum sie so extreme Gefühle haben. Das nennt man dann Neurose.

Was als traumatisch empfunden wird, hängt meist davon ab, wie die eigene Handlungsfähigkeit in dem Moment erlebt wird.

Zum Beispiel werden zwei Menschen, ich nenne sie jetzt mal Karl und Gregor, bei einem Verkehrsunfall in ihrem Auto eingeklemmt. Ein Lasterfahrer wechselte unüberlegt die Spur und drückt das Auto der beiden gegen die Leitplanke. Gregor gelingt es irgendwie, sich selbst zu befreien und Hilfe zu organisieren, um Karl herum sind die Blechteile jedoch total

Erfolg. Was wirklich zählt, ist …

Der neue …. . Schön und schön groß.

… ist einfach
zeitlos schön.

ineinander verkeilt, er wird schließlich von der Feuerwehr gerettet.

Die Wahrscheinlichkeit einer Traumatisierung ist bei Gregor, der sich selbst als handlungsfähig erlebt und aus eigener Kraft befreit hat, wesentlich geringer als bei der von ihm als „ohnmächtig“ empfundenen Situation von Karl.

Gregor hat erlebt, dass er sich aus einer schlimmen Lage eigenmächtig befreien konnte, das erhöht sein Vertrauen in seine Fähigkeiten. Mag das Auto auch kaputt sein, hat er es doch geschafft, sich wie ein Erwachsener zu fühlen und danach zu handeln.

Karl dagegen konnte nichts gegen seine missliche Lage unternehmen, und die Wahrscheinlichkeit, dass dieser Unfall für ihn langfristige Folgen haben wird, ist deshalb stark erhöht. Er war gezwungen, in einer kindlichen Position zu verharren und auf die Hilfe anderer zu hoffen.

Es könnte sein, dass Karl in der nächsten Zeit von Alpträumen geplagt wird oder Angst vor dem Autofahren oder anderen Situationen entwickelt, die sich für ihn nicht kontrollierbar anfühlen.

So kann es dann passieren, dass für Karl in einem Moment, der seine Gefühlsebene an das erlebte Trauma erinnert, jetzt auf einmal der kindliche Anteil an die Oberfläche kommt. Das kann sich für Karl sehr verwirrend anfühlen. Er bemerkt, dass seine Gefühle irgendwie nicht zur Situation passen, dennoch sind sie so stark, dass er sie nicht ignorieren kann.

100 € Ersparnis!

Im Aufzug bekommt er auf einmal Schweißausbrüche und Herzrasen. Er kann es kaum aushalten, bis die Kabine endlich zum Stillstand kommt. Er versteht nicht, warum der harmlose Aufzug ihm auf einmal solche Angst macht.

Danach läuft er lieber bis in den sechsten Stock die Treppen, als sich dieser Situation noch mal auszusetzen. Gegenüber seinen Kollegen gerät er in Erklärungsnot. Er erfindet Ausreden, denn es wäre ihm viel zu peinlich, von seinen Gefühlen zu erzählen, er ist schließlich Abteilungsleiter.

Nutzen Sie bereits alle exklusiven ...- Vorteile?

Karl ist unter Druck. In ihm streiten sich zwei verschiedene Gefühle. Das eine bedeutet ihm, die Flucht zu ergreifen und der gefährlichen Situation aus dem Weg zu gehen, oder aber sich trösten und beschützen zu lassen. Das andere Gefühl ermahnt ihn, sich vernünftig zu benehmen und daran zu denken, dass er als Abteilungsleiter eine Vorbildfunktion innehat.

Seit dem Unfall ist er sehr vorsichtig und nervös Auto gefahren. Dabei ist er beinahe in einen weiteren Unfall verwickelt worden. Seitdem treibt ihm schon der Gedanke an die Fahrt ins Büro den kalten Schweiß auf die Stirn. Er befürchtet, verrückt zu werden.

Was Karl durchmacht, hat nichts mit Verrücktsein zu tun, es ist im Gegenteil eine normale Reaktion auf ein traumatisches Erlebnis. Karl benötigt Hilfe, um sich wieder als handlungsfähig zu erleben. Dann werden auch die Angstsymptome verschwinden. Karl kann wieder die passende Position für die Situation übernehmen, die Erwachsenenpostion.

Wie in den Ferien fühlt man sich hier, dank ... und ... .

Das war jetzt nur ein Beispiel für ein klar umrissenes Trauma aus einer einzigen Situation, das dennoch weitreichende Folgen haben kann.

Die fatale Macht von Strategien und Vertrautem

Viel umfangreichere Folgen haben Traumata, die wiederkehrend erlebt worden sind. Noch dazu, wenn sie aus der Kindheit stammen, einer Zeit, in der man sich logischerweise noch nicht als eigenständig handlungsfähig erleben kann, weil ein kleines Kind einfach noch nicht so weit ist. Ein Kind braucht feste Bezugspersonen, um sich gesund zu entwickeln. Ein keines Kind ist alleine nicht überlebensfähig, und wenn es z.B. erlebt, verlassen zu werden - auch nur für kurze Zeit - ruft das oft Todesangst hervor.

… nimmt Ihnen die Angst vor …

Katja Reichelt erlebte im Alter von 10 Monaten, wie ihre Mutter schwer an Krebs erkrankte und sie verlassen musste, um im Krankenhaus operiert zu werden. In ihrem Alter konnte Katja nicht verstehen, dass die Mutter krank war, sie verstand nur, dass ihre Hauptbezugsperson nicht mehr da war. Der Vater organisierte ein tüchtiges Kindermädchen, das Katja versorgte, während er bei der Arbeit war oder die Mutter im Krankenhaus besuchte.

Nach ein paar Wochen kam die Mutter wieder nach Hause zurück, doch sie war schnell erschöpft und musste sich viel hinlegen. Katjas Bedürfnis nach Spielen und Herumgetragenwerden konnte die Mutter nicht mehr erfüllen.

… .Tut rundum gut.

Zwei Jahre später wurde bei Katjas Mutter erneut Krebs festgestellt. Wieder war die jetzt gerade Dreijährige allein und wurde von einem Kindermädchen betreut.

Wie alle Kinder hatte auch Katja noch ein sehr auf sich selbst zentriertes Weltbild. Wenn unangenehme Dinge passieren, glauben viele Kinder, sie wären schuld daran.

Auch Katja bemühte sich nach der Wiederkehr der Mutter, ein besseres Kind zu sein, um nicht noch mal verlassen zu werden. Doch sie war wohl noch nicht gut genug, denn diesmal ging die Mutter zu Kur und war wieder wochenlang weg.

Hier fehlt es an nichts – mit …

Katja erlebte, dass ihre bisherigen Anstrengungen nicht ausreichten, um die Mutter zu behalten. So bemühte sie sich noch mehr.

Als Kind konnte sie der Situation nicht ausweichen und sich eine „neue Mutter“ suchen. Sie musste die schlimme Lage irgendwie überleben. Ihre Überlebensstrategie war es, die „Schuld“ auf sich zu nehmen und sich noch mehr anzustrengen. Die Strategie funktionierte, denn Katja überlebte das Trauma.

Sie kam zur Schule und wurde eine sehr gute Schülerin, doch die Mutter wurde nicht mehr gesund.

Als Katja 16 Jahre alt war, starb die Mutter.

Jetzt neu: speziell für die empfindliche …

Noch heute, mit 28 Jahren, hat Frau Katja Reichelt das Gefühl, nie genug zu leisten. Bei der Arbeit ist sie unzufrieden, denn es gibt immer Menschen, die bessere Erfolge vorweisen können als sie.

Ihre Beziehungen sind von Verlustängsten geprägt, was ihre Partner dazu bringt, sie zu verlassen, weil sie sich bedrängt fühlen. Das bestärkt Frau Reichelt erneut in Ihrer Annahme: „ich werde immer verlassen, ich muss mich noch mehr anstrengen, um geliebt zu werden.“ Dieser Glaubenssatz neigt dazu, eine selbsterfüllende Prophezeiung zu werden, denn wer glaubt, immer verlassen zu werden, strahlt Angst und mangelndes Selbstwertgefühl aus. Das führt oft dazu, tatsächlich verlassen zu werden. Der Kreis schließt sich.

Gepflegt von Kopf bis Fuß mit …

Noch heute agiert Frau Reichelt die Traumata ihrer Kindheit aus, und zwar auf verschiedenen Ebenen ihres Lebens, sowohl beruflich, als auch privat. Und noch immer erlebt sie, dass es nicht genug ist, denn sonst würde sie sich geborgen und glücklich fühlen. Sie wartet auf den Traumpartner, der sie aus dieser Hölle befreit, doch wenn er scheinbar kommt, ist er kurz darauf schon wieder verschwunden und die Verzweiflung noch größer. Sie ist Gefangene in einem Teufelskreis aus Missverständnissen.

Diesen Teufelskreis aus immer wiederkehrenden Ereignissen und der eigenen unpassenden Reaktion darauf kennen viele Menschen. Für die Beteiligten ist das sehr unangenehm, oft auch peinlich und unverständlich.

Katja Reichelt verliebt sich immer wieder in ähnliche Männer. Sie verliebt sich in Männer, die wenig Zeit haben, oft auch sehr weit weg wohnen. An diesen Männern reizt sie das Geheimnisvolle, das Interessante. Irgendetwas fühlt sich wunderbar vertraut an.

Mit … geht alles glatt.

Sie wiederholt, ohne es zu wissen, in den Beziehungen zu diesen Männern ihr Kindheitstrauma. Sie erlebt – genau wie früher – ihre wichtigste Bezugsperson als meistens abwesend. Und genau wie früher erreicht sie nichts mit ihren Anstrengungen.

Sie hofft, dass sie irgendwann dem „Richtigen“ begegnet, dem Partner, bei dem alle Not ein Ende hat, der genau zu ihr passt, der sie glücklich macht. Sie hat schon oft geglaubt, Mr. Right begegnet zu sein, doch leider stellte sich nach einiger

Zeit immer heraus, dass der Mann nicht in der Lage war, ihren tiefsitzenden Schmerz zu heilen.

Das hört sich alles frustrierend und unwiderruflich tragisch an, und doch liegt darin eine wunderbare Chance.

Frau Reichelts Überlebensstrategie war es ja, die „Schuld“ auf sich zu nehmen und sich noch mehr anzustrengen. Als Erwachsene erlebt sie, dass diese Strategie nicht ausreicht, um einen geliebten Partner zu halten.

Die meisten Menschen versuchen dann, „mehr desselben“ zu tun, um endlich Erfolg zu haben, das heißt in diesem Fall, noch mehr Schuld auf sich zu nehmen und sich noch mehr anzustrengen. Das funktioniert wieder nicht. In diesem Moment ist es schwer, zu erkennen, dass diesmal eine andere Strategie angewendet werden muss, um zum Ziel zu kommen.

Viele Menschen bleiben ihr ganzes Leben lang bei einer Strategie, die ihnen in der Kindheit gute Dienste geleistet hat. Sie erkennen nicht, dass ihnen dieselbe Strategie als Erwachsene schadet. Wie sollte sie auch, sie war doch sonst immer gut?

Unser Unterbewusstsein „schenkt“ uns diese immer wiederkehrenden Gelegenheiten, um jetzt zu erkennen, dass wir als Erwachsene bessere Möglichkeiten haben, mit dem Trauma umzugehen. Wir sind nicht mehr das kleine, wehrlose Kind, das die Situation nur ertragen kann. Wir können jetzt handeln. Wir können den Partner, der nie Zeit für uns hat, in die Wüste schicken, denn wir brauchen ihn eigentlich gar nicht. Und mit dieser Erfahrung, handlungsfähig und in der Lage zu sein, gut alleine zu überleben, heilen wir gleichzeitig die inneren Wunden des alten Kindheitstraumas.

… verstärken das Gefühl von Weite.

Gibt es etwas Reineres als …?

…, ein Meisterwerk, das Sie sich leisten können.

Vielleicht werden Sie jetzt einwenden: „Leichter gesagt als getan! Es kann ja sein, dass ich meinen Partner als erwachsener Mensch nicht wirklich brauche, aber es fühlt sich verdammt noch mal so an!“

Vom Kopf her wissen Sie inzwischen ganz genau, was Ihnen wirklich gut tut, aber das Gefühl spielt nicht mit?

In diesem Moment hilft Ihnen das, was nur Sie selbst haben: das Wissen über Ihre eigenen, tiefsten Bedürfnisse. Mit diesem Wissen haben Sie den Schlüssel zur Selbstheilung schon in der Hand, sie müssen ihn nur noch ins Schloss stecken und umdrehen.

Alte Wunden heilen – Selbstwert stärken

"Aus der Pflege glücklicher Gedanken und Gewohnheiten entsteht auch ein glückhaftes Leben."

Norman Vincent Peale

Möchten Sie Ihr Leben selbst in die Hand nehmen und Ihren eigenen Wert vollkommen schätzen lernen?

Dazu kann es hilfreich sein, erst einmal die unterste Grundlage zu schaffen. Nathaniel Branden[21], Autor des Buches: „Die 6 Säulen des Selbstwertgefühls", empfiehlt, einen Vertrag mit sich selbst abzuschließen. Darin steht:

„Ich beschließe, mich selbst wertzuschätzen, mich selbst mit Respekt zu behandeln und für mein Existenzrecht einzutreten."

Sie können diesen Satz abschreiben und mit Ihrer Unterschrift bestätigen. Dann können Sie ihn sich über Ihr Bett oder Ihren Schreibtisch hängen oder in Ihr Portemonnaie legen.

Die Grundlage ist damit geschaffen.

Wir sind multiple Persönlichkeiten

Jeder von uns lebt verschiedene Rollen. Das ist ganz normal und gehört zum Leben dazu, denn jeder hat tatsächlich ver-

Die … sind fantastisch. Und: ich habe sie für mich – nur für mich.

Sport und Entspannung zugleich – das ist das Motto von …

schiedene Persönlichkeitsanteile. Eine Frau ist zum Beispiel die Tochter ihrer Eltern, sie ist Schwester ihres Bruders, sie ist Tante ihres Neffen, Chefin, Arbeitskollegin, Freundin, Partnerin, Mutter, Vorsitzende des Elternbeirates, Nachbarin, ...

Je nach Situation ist – im Idealfall – der passende Persönlichkeitsanteil dominant, das heißt, man verhält sich wie eine Tochter, wenn man die Eltern besucht, aber wie eine Kollegin oder Vorgesetzte bei der Arbeit. Das eigene Verhalten ist der Situation angemessen. Man könnte das mit einem Würfel vergleichen: alle Zahlen sind die ganze Zeit vorhanden, doch nur diejenige, die nach oben zeigt, gilt.

Von den eben beschriebenen Persönlichkeitsanteilen abgesehen hat jeder Mensch noch viele weitere „Facetten“, zum Beispiel einen kindlich-verspielten Anteil, oder einen kindlich-traurigen.

Zum Glück hat auch jeder Mensch Vater- bzw. Mutter-Anteile, selbst wenn er oder sie gar keine Kinder hat. Diese Anteile kommen manchmal zum Vorschein, wenn ein Kind getröstet oder ein Tier beschützt werden muss. Manche Menschen berichten auch, dass sie ab und zu anderen Erwachsenen gegenüber „Elterngefühle“ verspüren, wenn diese sich unerfahren oder schwach zeigen.

Diese erwachsenen, starken und liebevollen Anteile können wir nutzen.

Das innere Kind trösten

- Niemand auf der ganzen Welt spürt so genau, was Sie in jedem Moment brauchen, wie Sie selbst.

- Auch der liebevollste Partner kann nicht Ihre Gedanken lesen, das können nur Sie allein.
- Der einzige Mensch, mit dem Sie garantiert Ihr ganzes Leben lang zusammen sein werden, sind Sie selbst.

Die folgende Übung ist eine der wirkungsvollsten Methoden zur Stärkung des Selbstwertes, die ich kenne.

Ein Löffel zum Glück. …

Sie brauchen dafür:

Ein Seitenschläferkissen, ca. 180 – 200 cm lang (genauso gut geht auch eine dünne Bettdecke, die Sie so zusammenrollen, dass sie der Länge eines Seitenschläferkissens entspricht und dann mit einem weichen Band fixieren)

- Einen gemütlichen Platz zum Liegen, z.B. Ihr Bett
- Etwa eine Viertelstunde Zeit, gerne auch vor dem Einschlafen.

Essen Sie sich gesund mit …

In unserer Vorstellung repräsentiert dieses ca. erwachsenengroße, weiche Objekt unser gutes, starkes, inneres Selbst. Diesen Anteil hat jeder, manchmal ist er etwas versteckt, kann aber mit etwas Übung deutlicher und spürbarer werden.

Je nachdem, was wir gerade brauchen, kann dieser Gute Anteil das zeigen, was gerade wichtig ist. Wenn wir uns, sagen wir mal, traurig fühlen, kann der Gute Anteil unser tröstendes inneres Selbst sein. Wenn wir mutlos sind, kann der Gute Anteil unser optimistisches Selbst zeigen.

Neue Energie durch …

Dieses erwachsenengroße, innere und gute Selbst könnte, je nach Situation, zum Beispiel:

- trösten
- Optimismus zeigen
- liebevoll sein
- bestätigen
- beruhigen
- annehmen
- stärken
- ausgleichen
- aufbauen
- motivieren
- ….

Übung: So bekommen Sie das, was Sie wirklich brauchen:

… . So verliebt man sich heute.

Nehmen Sie sich Zeit. Niemand braucht von Ihrer Übung zu wissen. Mit Seitenschläferkissen zu schlafen ist sehr entspannend für die Wirbelsäule.

Legen Sie sich bequem auf die Seite. Nehmen Sie wahr, wie es Ihnen im Moment geht und welche Eigenschaft des Guten Anteils Sie jetzt gebrauchen könnten.

Wenn Sie traurig sind und Trost brauchen, stellen Sie sich vor, dass das Kissen jetzt den tröstenden, Guten Anteil Ihres Selbst darstellt.

Spüren Sie, wie weich das Kissen / der Anteil ist, und gleichzeitig stabil. Sie können ein Bein über das Kissen legen, dann wird Ihr Becken optimal gehalten. Legen Sie jetzt auch einen Arm um das Kissen. Wenn Sie möchten, können Sie auch Ihren Kopf darauf legen.

Stellen Sie sich vor, was der Gute Anteil im Idealfall zu Ihnen sagen würde. Vielleicht würde er sagen:

„Komm her, kuschle Dich ganz an mich, ich bin ja bei Dir. Es war schwer für Dich in letzter Zeit, aber alles wird wieder gut."

Lassen Sie den Guten Anteil all das sagen, was Sie sich im tiefsten Herzen schon immer gewünscht haben, gesagt zu bekommen. Wenn Sie dabei weinen müssen, ist das völlig in Ordnung, der Gute Anteil kann trösten.

Sehr wohltuend kann auch sein, sich mit dem Kissen sanft zu schaukeln, so wie Sie ein trauriges Kind wiegen würden.

Machen Sie die Übung so lange, bis Sie sich ausgeglichen und gestärkt fühlen. Wenn Sie möchten, können Sie danach gleich einschlafen. Ihr Wohlbefinden wird dem Schlaf zusätzlich förderlich sein.

Am besten ist es, wenn Sie die Übung jeden Tag ein paar Minuten lang machen. Sie werden spüren, wie Ihr Selbstvertrauen täglich ein wenig zunimmt.

Wenn Sie meinen, genug „aufgetankt" zu haben, können Sie damit aufhören. Aus Erfahrung weiß ich aber, dass jedem Menschen ab und zu eine solche „seelische Streicheleinheit" gut tut.

Was kann ich noch tun?

… versüßt das Lernen.

Es kann auch sein, dass es in Ihrem Leben Schwierigkeiten gibt, die so gravierend sind, dass professionelle Hilfe zur Lösung erforderlich ist.

Die meisten Menschen würden ja auch nicht, wenn ein größeres Problem an ihrem Computer auftritt, den Schraubenzieher holen und ihn selbst auseinandernehmen. Dafür gibt es schließlich Experten.

Das … weckt liebe Kindheitserinnerungen.

Die wenigsten Menschen haben gelernt, mit seelischen Problemen umzugehen, das wurde uns schließlich auch nicht in der Schule beigebracht. Dennoch leidet fast jeder von uns zumindest ab und zu unter seelischen Schwierigkeiten. Die meisten Menschen versuchen, selbst Abhilfe zu schaffen und experimentieren herum, manchmal auch mit Erfolg. Viele verdrängen das Thema, das davon auf Dauer meist stärker und belastender wird.

Früher galt es als Tabu, einen Therapeuten zu Rate zu ziehen, und nur Verrückte gingen in Therapie. Heute vollzieht sich zum Glück ein Bewusstseinswandel. Die meisten Menschen haben erkannt, dass sie von einem Coaching genauso profitieren, wie es ihnen nützen kann, ihre Steuererklärung von einem Profi machen zu lassen.

Befreien Sie sich jetzt – Die 12- Punkte-Strategie für Ihre Selbstbestimmung

„Die Dinge haben nur den Wert, den man ihnen verleiht."

Jean-Baptiste Molière

Den Konsumismus zu überlisten, heißt Maßhalten mit Lebensfreude, Verzicht mit Genuss, weniger mit mehr, Askese mit Selbstentdeckung zu verbinden. Absolute Abstinenz kann schon deshalb kein Therapieziel sein, weil jeder Mensch ab und zu einkaufen muss. Es gibt kein Medikament gegen die Kaufsucht. Jede/r muss selbst entscheiden, was im Leben wirklich wichtig ist.

Wie Sie die Zukunft in den Griff bekommen:

1. Werden Sie sich klar, was Ihre wahren Bedürfnisse sind (dazu eignet sich u.a. das Kaufprotokoll). Spüren Sie nach, welche Dinge Sie WIRKLICH brauchen.
2. Erfüllen Sie Ihre wahren Bedürfnisse, werden Sie aktiv und verändern Sie das, was in Ihrem Leben bisher suboptimal war.
3. Nutzen Sie das innere Stoppschild, wenn Sie das nächste Mal einen Anflug von Kauflust verspüren.
4. Stärken Sie Ihr Selbstwertgefühl (dazu eignet sich u.a. die Übung: „So bekommen Sie das, was Sie wirklich brauchen" oder Kurse über Achtsamkeit (siehe Seite 126)).
5. Lernen Sie Selbstbehauptung (Kurse dazu gibt es z.B. bei der Volkshochschule).
6. Geben Sie Ihre Kreditkarte ab und zahlen Sie grundsätzlich nur noch mit Bargeld, das macht die Ausgabe fühlbarer. Lassen Sie Ihren Dispo-Kredit herabsetzen.

7. Entrümpeln Sie Ihre Wohnung. Sie wissen ja: Dinge fressen Ihre Energie.
8. Gehen Sie nur noch mit Einkaufsliste und / oder in verantwortungsvoller Begleitung einkaufen und halten Sie sich an Ihre Liste / Ihr Vorhaben (falls eine Versuchung kommt: Stoppschild; wenn es klappt, gibt es eine immaterielle Belohnung, z.B. eine Viertelstunde in der Sonne sitzen o.ä.).
9. Lassen Sie sich Kleidung oder andere Waren vor dem Kauf zurücklegen und schlafen Sie noch mal darüber.
10. Kontrollieren Sie jede Woche Ihre Kontoauszüge. Werden Sie sich darüber klar, wie viele Fixkosten Sie pro Monat haben und wie groß Ihr Spielraum realistischerweise ist.
11. Freuen Sie sich über Ihren Kontostand und denken Sie über gute Anlagemöglichkeiten nach. Vielleicht möchten Sie auch ein Projekt unterstützen oder Geld spenden.
12. Bleiben Sie dran – Kaufsucht kann auch nach Jahren wieder spürbar werden. Sie kennen jetzt die Strategie!

Thich Nhat Hanh[22], ein buddhistischer Mönch und Autor zahlreicher Bücher, vertritt die Ansicht, dass ein wirklicher Frieden nur durch die innere Wandlung der einzelnen Menschen erreicht werden kann. Die wichtigste Übung dafür ist Achtsamkeit, das bedeutet, auch die kleinsten und scheinbar unwichtigsten Dinge, zum Beispiel den eigenen Atem, bewusst wahrzunehmen und damit in der Gegenwart zu bleiben, denn nur dort ist das Glück zu finden. Dazu möchte ich Ihnen noch ein kleines Gedicht mit auf den Weg geben:

Frieden ist jeder Schritt.

Die strahlend rote Sonne ist mein Herz.

Jede Blüte lächelt mit mir.

Wie grün, wie frisch alles ist, was wächst.

Wie kühl der Wind weht.

Frieden ist jeder Schritt.

Er verwandelt den endlosen Pfad in Freude.

In ihrem Buch „No Shopping! – Ein Selbstversuch" berichtet Judith Levine[23] über ein Experiment, das sie zusammen mit ihrem Mann durchführte: Ein Jahr lang nur das Allernotwendigste zu kaufen.

Nach einigen Entzugserscheinungen und Tiefs, aber auch vielen interessanten und vergnüglichen Erfahrungen ist schließlich der letzte Tag des Jahresexperiments gekommen:

„31. Dezember

Ich rufe Jonathan an, um den heutigen Abend zu planen. Er ist zu unserem traditionellen Silvesteressen – Spaghetti und Champagner – eingeladen, zu dem wir die letzte Flasche Champagner, die uns noch geblieben ist, öffnen werden.

„Heute ist also euer letzter Abend" sagt er. „Was werdet ihr morgen kaufen?" Das ist die zweite Frage – nach der, wie viel Geld wir gespart haben -, die all unsere Freunde interessiert. Ich sage Jonathan, ich hätte eine Liste mit einem halben Dutzend Videos, die ich gern ausleihen möchte. Paul sehnt sich nach Wattestäbchen. Wir beide brauchen dringend neue Strümpfe. (...) Während ich ganz ruhig bin, ist Paul schon jetzt wehmütig. Für ihn war es eines der besten unserer dreizehn gemeinsamen Jahre."

Anhang

[1] Affenversuchsreihe von Hirnforscher Professor Wolfram Schultz, Universität Fribourg, Schweiz, aus dem Buch: „Satisfaction – warum nur Neues uns glücklich macht“ von Gregory Berns, Campus Verlag 2006, Seite 22

[2] Studie der Techniker Krankenkasse vom Juli 2008

[3] Lehrstuhl für Konsumtheorie und Verbraucherpolitik Universität Hohenheim, Stuttgart, Einzelinterviews mit 26 Kaufsüchtigen. In einer ersten Phase von Januar bis Dezember 1989 wurde eine Gruppe von Kaufsüchtigen befragt, in einer zweiten Phase wurden zwei repräsentative Untersuchungen durchgeführt. Im April 1991 wurden in Zusammenarbeit mit der Berliner Stiftung Verbraucherinstitut 1021 Haushalte in den alten Bundesländern, im September 1991 1001 west- und 526 ostdeutsche Haushalte befragt. Beide Erhebungen wurden von EMNID durchgeführt und von der Hohenheimer Forschungsgruppe unter der Leitung von Prof. Dr. Gerhard Scherhorn und Mitarbeit von Prof. Dr. Gerhard Raab und Dr. Lucia Reisch ausgewertet. In einer dritten Phase wurde das umfangreiche Datenmaterial weiter ausgewertet.

[4] Kaufsucht-Studie, Friedrich-Alexander-Universität Erlangen-Nürnberg, November 2003 bis Mai 2007 an insgesamt 51 Frauen und 9 Männern im Alter zwischen 20 und 61 Jahren. Studienleiterin Dr. Astrid Müller aus der Psychosomatischen und Psychotherapeutischen Abteilung am Universitätsklinikum Erlangen (Leiterin: Prof. Dr. Martina de Zwaan)

[5] Werner Gross, Psychologisches Forum Offenbach, 12.11.2008, DHS Fachkonferenz Sucht 2008

[6] Statista.com: Als Durchführender der vorliegenden Untersuchung ist angegeben: Marplan, Ipsos GmbH, Sinus Sociovision GmbH, ISBA Informatik Service-GmbH. Die Umfrage ist der Teil der Studie "Outfit 6". Die Daten wurden in folgendem Zeitraum erhoben: Oktober 2006 bis Januar 2007. Die Erhebung wurde in Deutschland durchgeführt. Es wurden Menschen im Alter 14-64 Jahre um Auskunft gebeten. Für die Befragten gelten die nachfolgenden besonderen Eigenschaften: keine. Veröffentlicht wurde diese Statistik am April 2007.

[7] Frederic Beigbeder: „Neununddreißigneunzig“, Rowohlt Verlag, 2002

[8] Stefan Klein: „Die Glücksformel“. rororo Verlag, 2003: Studie von Richard Davidson, University of Madison, Wisconsin, USA, Seite 66

[9] Interview mit Professor Dr. Thomas Mussweiler in der Zeitschrift „Für Sie“ Nr. 10/2009, Seite 92/93 mit dem Titel: „Jede Person, jedes Plakat beeinflusst uns“

[10] Robin S. Sharma: „Der Mönch, der seinen Ferrari verkaufte“, Knaur Verlag 1999, Seite 75

[11] Dietmar Bittrich: „Dann fahr doch gleich nach Hause! – Wie man auf Reisen glücklich wird“, Piper Verlag 2008, Seite 70

[12] Karen Kingston: „FENG SHUI gegen das Gerümpel des Alltags“, rororo Verlag, 2008, Seite 32 und 173

[13] Alexander von Schönburg: " Die Kunst des stilvollen Verarmens" rororo Verlag, 006, Seite 26

[14] David Michael Bruno: www.guynameddave.com

[15] Kolumne von Amelie Fried, Titel: „Das Leben ist ein Buffet" aus der Zeitschrift „Für Sie", Ausgabe 10/2009, Seite 8

[16] Hans Leyendecker: „Die große Gier – Korruption, Kartelle, Lustreisen: Warum unsere Gesellschaft eine neue Moral braucht", Rowohlt Berlin Verlag, 2007, Seite 20 und 23

[17] Leserbrief von Honza Gimaletdinow aus „Der Spiegel" Nr. 37 / 09, Seite 10

[18] Das Worldwatch Institute (WI) wurde 1974 von Lester R. Brown, Umwelt-Analytiker und Buchautor, gegründet. Es ist eine unabhängige Forschungseinrichtung mit Konzentration auf Themen der Nachhaltigkeit und umwelt- und sozialverträgliche Technologie. Weithin bekannt sind die jährlichen Publikationen des WI, "Zur Lage der Welt ..." (State of the world ...) Zitiert wurde aus der Publikation: „Zur Lage der Welt 2004 - Die Welt des Konsums"

[19] Artikel: „Strom in die falsche Richtung" von Samiha Shafy, aus: „Der Spiegel" Nr. 35 / 09, Seite 103

[20] Alexander von Schönburg: " Die Kunst des stilvollen Verarmens" rororo Verlag, 2006, Seite 177

[21] Nathaniel Branden: „Die 6 Säulen des Selbstwertgefühls. Erfolgreich und zufrieden durch ein starkes Selbst", Piper Verlag, 2008, Seite 112

[22] Thich Nhat Hanh: „Ich pflanze ein Lächeln", Goldmann Arkana Verlag 2007, Seite 7

[23] Judith Levine: „No Shopping – ein Selbstversuch" ,Verlag Kiepenheuer 2007, Seite 297 und 298